南京中醫藥大學圖書館藏未刊中醫稿抄本精粹

傷寒、診法卷

總主編／李文林　張　雲

主編／卞　正　高　華

主審／曾　莉

上海科學技術出版社

圖書在版編目(CIP)數據

南京中醫藥大學圖書館藏未刊中醫稿抄本精粹．傷寒、診法卷 / 李文林，張雲總主編；卞正，高華主編．上海：上海科學技術出版社，2025. 4. -- ISBN 978-7-5478-7059-4

Ⅰ. R2-52

中國國家版本館 CIP 數據核字第 20253FL821 號

本書由國家古籍整理出版專項經費資助出版

南京中醫藥大學圖書館藏未刊中醫稿抄本精粹·傷寒、診法卷

主編　卞　正　高　華

上海世紀出版(集團)有限公司
上　海　科　學　技　術　出　版　社　出版、發行
(上海市閔行區號景路 159 弄 A 座 9F - 10F)
郵政編碼 201101　www. sstp. cn
山東韵杰文化科技有限公司印刷
開本　八八九×一一九四　十六開　印張　三十三點二五
字數　四八〇千字
二〇二五年四月第一版　二〇二五年四月第一次印刷
ISBN 978-7-5478-7059-4/ R · 3213
定價：三八〇元

内容提要

本册爲《南京中醫藥大學圖書館藏未刊中醫稿抄本精粹·傷寒、診法卷》，包括《傷寒傳變大略》《疫病證治大略》《杜清碧先生驗證舌法　附傷寒觀舌心法》《脉學》《醫學要覽》五個分册。《傷寒傳變大略》簡述了不同的舌苔特徵所代表的傷寒傳變情況，共載二十五種舌苔情況，强調據舌論證。《疫病證治大略》論述了汗、吐、下、清、温補五種治療疫病的方法，五法分列不同方藥、適應證、注意事項等。《杜清碧先生驗證舌法　附傷寒觀舌心法》爲論述舌象的專著，首篇列舌象圖譜三十四張，下附有説明及方藥；附篇《傷寒觀舌心法》闡述了九類舌象，每類舌先列總論，再附圖描述，包含部分内科雜病、温病舌象，可作爲診斷依據。《脉學》爲多本脉學診著作的雜抄，内容包括脉法、不同病症脉象及六十七種病症的生死脉等。《醫學要覽》涉及臨床諸多方面，包括診斷、用藥、方劑、治驗等内容，均爲世之業醫者必須掌握的治病要言。

叢書編委會

本書編委會

主編

卞正　高華

編委（按姓氏筆畫排序）

卞正　李群　胡謙鋒

高華　趙英如　劉小兵

叢書前言

中醫藥抄本是中國傳統文化中頗有價值的遺産，藴含着歷代醫家諸多精闢的學術理論與豐富的臨證經驗，是中醫藥古籍整理研究的一個重要方面。尤其是其中的臨床各科與醫案部分，每每具有獨到的理論啓迪與臨床見解，有助於拓展治療的思路，豐富治療的方法，具有深入整理研究的價值。對中醫抄本進行整理研究，不僅具有保存中醫古籍精華、弘揚中醫學術、促進臨床發展的作用，而且具有搶救祖國傳統文化遺産的特殊意義。

南京中醫藥大學圖書館創建於一九五四年，歷經江蘇省中醫進修學校圖書室、江蘇新醫學院圖書館分館、南京中醫學院圖書館、南京中醫藥大學敬文圖書館等不同發展階段，是全國中醫院校中首批唯一被中華人民共和國國務院及文化部命名的「全國古籍重點保護單位」，也是江蘇省政府命名的「江蘇省古籍重點保護單位」。圖書館收藏有古籍四千六百部，四万一千册；善本古籍四百六十部，三千五百册。其中中醫藥古籍四千一百部，中醫藥古籍品種約占全國現存中醫藥古籍品種的百分之四十，其中三十三部古籍分别入選國家、江蘇省珍貴古籍名録。

圖書館也珍藏有不少抄本古籍，雖比不上中國中醫科學院圖書館與上海中醫藥大學圖書館的館藏古籍，但是也蔚爲大觀。其中如《傷寒直指》爲漢張機述，晋王叔和撰，金成無己注，清强健補，爲清乾隆二十四年己卯（一七五九）强健抄本。該書版本價值、藝術價值與學術價值并存。强健，原名行健，字順之，號易窗。史載其人「精繪，工篆隸，尤擅長醫學」。該書爲作者原稿本，僅見方志記載，未曾刊行。該書書寫精良、字體端秀，序末和書末均印有多枚陰陽文鈐記：「易西道人」「致和書屋」「易西書。」全書收録諸家《傷寒論》

解析及作者本人研究心得，是研究《傷寒論》一部彙纂性專著，對《傷寒論》研究具有重要的參考價值。該書由吉文輝、王大妹先生點校後被收入上海科學技術出版社出版的「中醫古籍抄本精選」叢書中。

圖書館還藏有中醫學史上著名的醫案專著《續名醫類案》。該書爲清乾隆三十九年（一七七四）魏之琇稿本。該書爲集古代醫案大成之作，博取歷代醫書及史傳、地方志、文集中所載醫家治案，補江瓘《名醫類案》之不足。全書三十六卷按疾病分爲三百四十五門，選擇醫案五千八百多則。每舉一病，常刊數家案例，以不同角度鑒别病症，以便示人以法。該書爲作者手稿本，以稿紙謄寫，每册首頁均有作者陰陽文鈐印。該稿本尚未分卷，書内有作者眉批增删及改動。

此外，上海中醫藥大學圖書館曾與南京中醫藥大學圖書館深度合作，選取兩館有價值的珍稀抄本共五十三種，對其進行精點精校，由段逸山與吉文輝先生總主編，組編了「中醫珍稀抄本精選」。抄本年代以清代爲主，在内容上注重選擇臨床各科和臨床醫案類，突出該套叢書的實用性、學術性和可讀性。不少抄本在理論與實踐上都有獨特的見解和經驗。該套叢書由上海科學技術出版社於二〇〇四年出版，獲得了不錯的讀者反響。該套叢書於二〇一九年再版，目前也已售罄。

二〇二二年四月，中共中央辦公廳 國務院辦公廳印發《關於推進新時代古籍工作的意見》指出：「促進古籍有效利用。統籌好古籍文物屬性與文獻屬性的關係，各級各類古籍存藏機構在加强古籍保護的基礎上，提升利用效率。」爲了響應國家的號召，延續我館前輩所做的工作，將我館收藏的古籍不再束之高閣，使更多的學者來研究與利用我館的古籍，推動中醫藥學術的進一步發展，我們與上海科學技術出版社再次合作，共同策劃了這套「南京中醫藥大學圖書館藏未刊中醫稿抄本精粹」叢書。本套叢書將南京中醫藥大學圖書館藏未刊抄本進行分類影印、撰寫提要、編制目録。入選標準如下：一是一九一一年以前抄録的，古代未見或少見刻本，現代未曾影印或點校出版的稿抄本古籍；二是具有較高的學術價值與實用價值，在理論與實踐上有獨特的見解和經驗；三是内容完整、版式清楚、謄抄書法雋美的善本。初步選定稿抄本二十九種，除《女科真傳要旨》是明抄本外，其餘均爲清抄本。按照内容分爲傷寒、診法卷，傷科、外科、藥物卷，針灸、喉科、眼科卷，兒科卷，婦科、醫案、醫方卷，共五卷。

本套叢書有如下特色。

一是反映了江蘇地方醫學流派的學術思想與臨證經驗。如《女科真傳要旨》爲宋代名醫薛將仕撰，目前僅存抄本。此書著者乃昆山鄭氏女科第一世祖。鄭氏女科代代相傳，迄今已經經歷了二十九代，近八百年，是全國較爲罕見的世醫。源遠流長，學術繽紛，名揚華夏。據薛將仕《女科真傳要旨》自序所考，該書成書於南宋末年。該抄本爲明抄本，字體頗有明代吴門書派的韵味。薛將仕著有《坤元是保》《女科萬金方》及《女科真傳要旨》。其中《坤元是保》《女科萬金方》均已出版。

《醫學要覽》是江蘇武進名醫法徵麟的著作抄本，爲清康乾年間所抄。此書抄寫工整，字體娟秀精美。又如《瘍科補苴》由清代沙石安輯，成書於清光緒三年（一八七七），曾經付梓。是本抄録者不詳，部分章節有墨筆句讀，偶見雙行夾注或行間小字批注，抄寫極爲工整，品相甚佳。書册前鈐有「沙載陽」篆字朱方。沙石安爲沙載陽之先曾伯祖。此書爲沙氏後人所捐贈。沙家先世爲武進縣孟河鎮（今屬江蘇省常州市新北區）人，自祖父沙九成徙居丹徒大港鎮（今屬江蘇省鎮江市鎮江新區大港街道）。以醫術聞世。祖孫六代行醫，世有「大港沙派」之謂。書玉得家傳，益精醫術，擅内、外、咽喉各科，尤以治温病見長，聲震大江南北。

又如《尤氏喉科》。該書作者尤存隱，江蘇無錫人，生卒年不詳，清代喉科醫學專家。其醫事活動，大約在清康乾（一六六二—一七九五）年間。尤存隱世代爲醫，尤以喉科遠近聞名。其祖父尤仲仁，字依之，爲明代醫家，尤以喉科聞名遐邇。明嘉靖至清康乾年間，尤氏醫名揚於無錫、蘇州等地，患者皆聞而往之。尤氏喉科臨證經驗豐富，醫術益精，并將其經驗彙集成書，代代相傳，其書内容，不斷得到充實。至尤存隱時，其書漸趨完善，其又結合平生臨證經驗，整理完稿。此書傳至無錫沈金鰲、常熟陳石泉等人之手，使尤氏秘方流傳四方，以至於傳抄者衆多。

二是對醫學史料的研究具有較高的參考價值。本套叢書拓展了中國醫學史内史的研究範疇。如《尤氏喉科》書中鈐印二枚，書皮處鈐印爲「恩湛一字允若」，卷首處鈐印爲「允若顧恩湛」。是書曾爲民國醫家顧允若所收藏。顧允若，名恩湛，民國時期江蘇吴縣（今屬江蘇蘇州）之名醫，編有《顧氏醫徑讀本》。顧允若幼承家學，十六歲開業行醫。顧允若爲七子山顧（蘇州）醫學世家的傳人。顧允若一九二五年遷至蘇州富郎中巷，亦以「七子山顧」懸牌、題廬。《尤氏喉科》被名醫收藏，説明該書頗具診療特色，才會被名醫珍視。

又如《痘疹折衷》，該書作者爲明代秦昌遇，江蘇華亭（今屬上海松江）人。首爲夏東步康熙八年（一六六九）序文，次爲凡例，無目録。卷首題「雲間夏之升（東步）訂，天都陳維坤（子厚）閲」。全書朱墨圈點句讀。夏東步爲上海松江人，陳維坤爲康熙年間安徽歙縣人，曾重訂《傷寒五法》。説明當時各地醫家之間有密切的交流。該書在康熙年間，已從上海傳抄入安徽一帶。

又如《合藥總簿》，抄録者疑爲清代著名吴縣醫家楊淵。書中驗方出處，記録詳盡，如「王蔭蘭授」「陳莘田處抄來」「何書田」「陳莘田先生日用諸方」「竹棠夫人傳於公館」「章泰宇傳」等。陳莘田爲清道咸間吴縣（今屬江蘇蘇州）人氏，世居長洲（今屬江蘇蘇州）楓橋，通内外科，以瘍科名世，名重一時，著有《陳莘田外科方案》。何書田（一七七四—一八三七），清代江蘇青浦（今屬上海青浦）人。其先祖從宋代開始，累世業醫。何氏先習儒，工詩文，後繼承祖業懸壺濟世，家學淵源，技益精進，爲當時江蘇名醫之冠。由此書可以管窺當時作者與上海、蘇州當地名醫有諸多交流與學術探討。該書也從側面反映了當時醫家的診療經驗、思路與用藥。

三是本套叢書收録了不少傷寒時疫（包括兒科痘疹、痧疹等傳染病在内）抄本，對現今流行病及疫病診治具有重要的參考價值。如《傷寒傳變大略》以舌苔爲主綫，簡述不同舌苔特徵所代表的傷寒傳變情況，并列方藥。該書列有白苔、白厚苔、舌尖紅苔淡黄、苔白滑尖淡紅、邊白中黄根灰、邊黄中白等共計二十五種舌苔情況。强調據舌論證，對舌診辨析，頗多闡發。又如《疫病證治大略》分列宜汗大略、宜吐大略、宜下大略、宜清大略、宜温補大略五篇，就如何用汗、吐、下、清、温五法對治疫病的不同症狀，以及注意事項進行了一一論述。分門別類，一目了然。遣方用藥之間，頗見作者臨床功力。

自古以來，呼吸道傳染性疾病在兒童中高發。本套叢書中還收録有不少兒科痘疹的著作，如《救偏瑣言》《痘疹折衷》《痘科正宗驗方》《痘疹簡易良書》《曹氏痘疹準則》等，對診療兒科疾病有重要的參考價值。

四是本套叢書幾乎每本書除了醫論外，均附有驗方。如《合藥總簿》，既有名家經典方藥，也有未見文獻記載的私家秘方心得。該書摘録的内容，以驗方爲主，如《瘍科心得集》便要用方、《廣筆記》方、《醫方擇要》方、葉案既效方、重抄沈氏秘傳方等。從書籍的批注可以看出，作者是一名經驗豐富的臨床醫生，并時常將摘録驗方用於實踐。作者在摘録原文之際，留下大量批注，多爲方解，及對此方療效的評價。

又如《世醫湯竹林傳女科方》抄録了婦人之症一百有十治法及七十二方。《癰疽禁方録》中記録了治療外科癰疽病證的各種秘驗方劑的適應證與組成、用法，根據用藥劑型又分爲薄藥方、貼藥方、丹藥方、丸藥方、散藥方、治喉痹方六部分。

中醫藥古籍抄本研究具有重要的學術價值，許多未經刊刻的稿本和某些僅通過抄本形式流傳的文獻，正是藉抄本這種特殊的文獻形式得以保存和流傳。本套叢書的出版，旨在將沉埋多年的中醫藥瑰寶呈現給廣大讀者，以引起人們對中醫古籍抄本的重視，并展開更爲深入的研究。本套叢書可供中醫藥專業工作者、中醫藥院校師生、古代文獻與傳統文化工作者及其愛好者閲讀研究，也可供各地圖書館與相關專業圖書館作爲收藏。

編者謹識

二〇二四年十二月

叢書凡例

一、本叢書遴選南京中醫藥大學圖書館館藏珍稀未刊抄本二十九種。入選標準如下：一是一九一一年以前抄録的，古代未見或少見刻本，現代未曾影印或點校出版的稿抄本古籍；二是具有較高的學術價值與實用價值，在理論與實踐上有獨特的見解和經驗；三是内容完整、版式清楚、謄抄書法雋美的善本。

二、提要。置於正文之前。介紹書稿版本信息、作者與全書内容，注重闡述其在理論與臨床上的特點。

三、本叢書所收諸書之名，一般以扉頁或卷首名稱爲準。若書名過長，且原有簡稱，則以簡稱爲本次影印的正書名。爲方便當代讀者所需，各子目原書前無論有無目録，今均據其正文重新編製目録。

（一）凡正文與原書目録不同處，原則上以正文爲準，但遇訛、脱、衍、倒之文，或漫漶處，則據原書目録改正，不另出注。

（二）凡古今字、通假字、異體字，徑改爲規範繁體字，不另出注。

（三）凡原書有文無題者，如有必要，則擬一名冠於其前，外加括弧以區別之。

（四）目録中各卷次之前的書名一律省略，徑標以卷次。

四、原書錯簡、脱葉，均在目録中予以注明，錯簡者予以訂正。原書存在的文字缺損訛誤，本次影印爲保存古籍原貌，一律不加修正，版面僅作去污修髒等無關文字内容的處理。

叢書總目

針灸、喉科、眼科卷

兒科卷

婦科、醫案、醫方卷

傷寒、診法卷

目録

傷寒傳變大略

〔年代不詳〕沈竹安／著

提要

《傷寒傳變大略》，沈竹安著。成書年代未詳。南京中醫藥大學圖書館藏。一册。書號：丑一二/三六七一。書高二十三點七厘米，寬十三點一厘米。每半葉八行，行二十字。書皮除書名「傷寒傳變大略」，另題有「邀月書屋藏本」字樣。無序、凡例、目録等。正文卷首題爲「傷寒傳變大略/姑蘇/沈竹安著」。

沈竹安，生卒年代已不可考，正史無傳。

《傷寒傳變大略》以舌苔爲主綫，簡述不同舌苔特徵所代表的傷寒傳變情況，并予方治療。列有白苔、白厚苔、舌尖紅苔淡黄、苔白滑尖淡紅、邊白中黄根灰、邊黄中白等，共計二十五種舌苔情況。强調據舌論證，對舌診辨析，頗多闡發。

該書僅見藏於南京中醫藥大學圖書館。抄本字迹工整，可見朱筆句讀，方名處做劃綫標識。（卞正撰）

目録

邀月書屋藏本

傷寒傳變大略

附疫病證治大略

傷寒傳變大略

傷寒傳變大畧

姑蘇　沈竹安著

白苔

外感風寒惡寒無汗頭痛舌苔白當是薄白脉浮弦者宜解肌用羌防蘇豉荊葱姜疎散之柴葛亦可用夏月加香薷夏用薄荷辛凉宣解不惟夏月凡属温邪俱宜辛凉宣解如牛蒡連翹桑葉薄荷之類

白厚苔

舌苔白厚不渴頸項強惡風無汗可與桂枝湯加減如胸痞便閉左脉浮緊右脉弦滑可與芩連瀉心湯加枳朴可與者尚有斟酌處與宜用不同然桂枝湯舌苔厚者忌用即芩連瀉心湯亦非白苔所宜

舌尖紅
苔淡黄

汗後熱不解表熱傳裏舌尖紅苔淡黄宜與羚羊桑丹翹心梔仁之屬得汗後視其癍疹有無如見白痦從肺胃宣泄宜牛蒡薄荷翹心桔梗之類連翹心清心熱解表當用靛倘得紅疹宜羚羊丹皮牛蒡連翹等清涼宣解如發癍點用犀角地黄湯古法雖如此然舌未乾黑尚當與辛涼宣解合用如不大便胸痞拒按者可與小陷胸湯小陷胸治按之痛拒按者即手不可近之義是大陷胸湯之見症也小便不利如車前木通赤苓如熱隨汗解而瘮退大便通而腑濁已盡苔既化而微渴不寐宜用鮮斛知

苔白滑尖淡紅

母蜜炙桑葉丹皮元參翹心麦冬生穀芽等清泄養陰以化之

如苔白滑尖淡紅者邪初入裏丹田有熱胸中有寒乃少陽半表半裏之證宜用小柴胡湯梔子豉湯等清宣以解之

边白中黄根灰

舌苔边白心黄根灰色心胸熱悶煩躁欲嘔者宜涼膈散清宣泄化之

边黄中白

舌苔边黄中白身熱頭痛脉浮弦者不拘日數此失

尖白根黃

尖白根黑

白胎中有小黑點

白胎外有微黃

表也宜小柴胡湯

舌苔尖白根黃表未解也先解表而後攻裏解表宜涼膈散已是表裡兼治小便澁者宜五苓散

尖白二分根黑一分必有身痛惡寒如飲水不多者用五苓散渴者白虎湯

白胎中有小黑點者尚有表症解表宜涼膈散攻下用調胃承氣湯

白胎外有微黃者必作泄宜解毒湯即黃連解毒湯芩連梔柏四味

边白心黑

左半白胎

右半白滑胎

淡黄苔

惡寒者宜五苓散

舌胎边白心黑脉沉微者難治脉沉實者可下浮滑者可汗初病得此尤宜加謹速進調胃承氣湯

白胎左半有而右半無自汗者不可下宜白虎湯白而滑者臟結也難治

舌胎白滑右半有而左半無必有往來寒熱病在半表半裏宜小柴胡湯

舌苔淡黄身熱自利與黄芩湯表症未罷小柴胡合

天水散即六一散治之

老黃苔

舌苔老黃如沉香色脉沉胸腹拒按者宜小承氣湯或調胃承氣湯服藥後轉屎氣者可與大承氣湯不轉屎氣者不可攻如邪少虛多可與炙甘草湯

边黃苔黑

边黃苔黑汗瘖不透微喘嘔悪脉数煩渴宜白虎湯如苔不化边轉絳色尖生芒刺津涸齒始鼻生烟煤瘮現紫色神昏讝語者此温邪内陷由氣入營最怕生風痙厥宜犀角地黃湯加菖蒲鬱金鮮斛銀花

露竹葉心等先服牛黄清心丸　如不觧熱深厥深
邪入心包絡脉数而促神昏讝語有内閉外脱之象
宜先服至寶丹後用犀角石决明辰砂拌茯神麦冬
羚羊角鈎籐鈎連翹心等清熱養陰平肝熄風以治
之
黄苔中有黑點乱生者必發渴譫語脉實者用大承
氣湯下之若脉濇而循衣摸床者不治
若黄苔中有一路黑紋至尖者熱氣已深十有九死

黄苔中有黑點

黄苔中有黑紋

紅舌內有黑形

紅舌中有黑點

淡紅舌中有深紅點

勉用調胃承氣湯

舌色純紅內有黑形如小舌者邪熱結於裏也君火熾盛反見水化宜凉膈散或大柴胡湯

紅舌中有小黑點者是熱毒乘虛入胃蓄熱則發癍矣宜元參升麻葛根湯（即此三味）或化癍湯解之（即白虎湯加人參又名人參白虎湯）

淡紅舌中有深紅星點者（碎小者為點圓大者為星）少陰君火熱盛所不勝者（腎水也）假火勢以侮脾土將欲發黃之候

純紅舌乾黑多刺

純紅舌有裂紋

純紅舌有紅點

灰色上有黑紋

宜茵陳五苓散治之即五苓散加茵陳

純紅舌上乾硬黑色多刺者熱毒熾甚堅結大腸金受火刑不能平木故也宜調胃承氣湯

純紅舌上有裂紋如人字者君火燔灼熱毒炎上故有裂紋宜凉膈散

純紅舌上有紅點如蟲蝕狀者熱毒熾甚火在上水在下不能相濟故也宜小承氣湯

灰色舌上有黑暈两條此熱毒内乘腎與命门脉實

者宜急下二三次遲則不治脉浮者宜凉膈散或用

解毒湯芩連梔柏四味

疫病證治大略

〔清〕魯璜／著

提要

《疫病證治大略》，魯璜著。成書年代未詳。南京中醫藥大學圖書館藏。一册。書號：丑一二/三六七一。該書原附於《傷寒傳變大略》之後，且爲不同作者，故將其拆爲兩書予以介紹。書高二十三點七厘米，寬十三點一厘米。每半葉八行，行二十字。正文卷首題爲「疫病證治大略/姑蘇/怡然魯璜在田氏著」。

魯璜，字在田，號怡然，清元和人。從薛性天習醫，洞明《内經》以下諸書。嘉慶時卒，年六十五。

《疫病證治大略》分列宜汗大略、宜吐大略、宜下大略、宜清大略、宜温補大略五篇，就如何用汗、吐、下、清、温五法對治疫病的不同症狀，以及注意事項進行了一一論述。分門别類，一目了然。遣方用藥之間，頗見作者臨床功力。

該書僅見藏於南京中醫藥大學圖書館。抄本字迹工整，可見朱筆句讀，方名處做劃綫標識。（卞正撰）

目録

疫病證治大畧

姑蘇　怡然魯瑱在田氏著

宜汗大畧

夫春夏間之温熱病傳染而成疫癘者，治法雖與傷寒殊，而汗法亦不可少也。吳又可曰：有先表而後裏者，有先裏而後表者，有但表而不裡者，其義可概見矣。但傷寒發汗多用麻黄、桂枝，疫病發汗則不然。其初起有頭痛身疼，發熱惡寒，無汗或有汗不徹，舌白口渴，脉數，此以表邪未過，而裏蘊之邪不克外達也。

用葱豉香蘇柴葛等解肌或普濟消毒飲或荊防敗毒散依症加減令其汗出或發癍瘮如舌白膩厚胸痞嘔噦（音呃）用達原飲正氣散香薷飲枇杷葉散之屬以疎開之如自利脉促表未解者與葛根芩連湯宣化之如兼少陽症往來寒熱脉弦口苦者與小柴胡湯去參棗和解之病雖不能即退俾邪有出路不致傳变倏至一候可與戰汗而解矣如汗出輙復熱而脉躁疾不為汗衰狂言不能食病名陰陽交為不治

出內經

至於熱傷營氣者清之腑實者下之昏閉者開之津燥者潤之臨症制宜而汗法當先加意爲若咽喉乾燥者不可發汗淋家不可發汗瘡家雖身疼痛不可發汗衄家不可發汗亡血家不可發汗汗家不可重發汗咽中閉塞不可發汗欬而失小便者不可發汗諸脉數動微弱者不可發汗尺中遲者不可發汗

此仲景之禁例也

華松濤曰仲聖所禁者只是辛温辛熱發汗若辛

平辛凉宣解之劑亦有可用處不可不知

宜吐大暑

吐之一法內經謂之上取又曰高者因而越之丹溪云吐中有發散之義故病自吐自嘔者却是順症無柰今人見者驚而聞者駭必欲醫者急止之遂致反變逆症者多矣若病不吐而醫使之吐不免群相訝笑而吐法之失殆由是乎故余不得不言矣蓋邪在表者宜汗在中下者宜下若在胸膈及咽喉之間或有

痰食停滯非汗下所能治者不行涌越則邪結不散將若之乎遂致輕者重而重者死矣吐法詎可忽哉仲景云病如桂枝症頭不痛項不强寸脉微浮胸中痞硬氣上衝胸不得息者當吐之宜瓜蒂散又曰病人手足厥冷脉乍緊邪結胸中心中滿而煩不能食病在胸中當須吐之此吐法之製亦不得已也豈好事哉至於纏喉鎖喉諸症皆風痰鬱火壅塞喉間不急吐之則脹閉而立危矣以杜牛膝打汁頻頻灌之

再将鵝翎蘸(音贊)桐油染皂角末探吐痰出為妙更有乾霍乱心腹絞痛欲吐不吐欲瀉不瀉甚至躁亂昏憒此清濁相干陰陽痞膈欝極不得發越亦宜吐之宣達其氣以燒鹽童便三飲而三吐之又梔豉湯吐虛煩稀涎(音全)散吐風痰参蘆散吐虛痰此古人用吐之大畧臨症時酌而用之可也若夫元氣極虛者脉息微弱者諸亡血有動氣者(動氣在臍之上下)或自吐不止者或四肢厥冷冷汗自出者或房勞陰虛者及婦人胎

（胎前）產（產後）崩漏（無崩帶下）或經水適來適斷者此皆古人之禁例醫者之所當愼者也

宜下大畧

蒸蒸發熱自汗而不惡寒神昏譫語目赤煩渴鼻生烟煤齒乾起垢或發癍黙欲去衣被揚手擲足狂亂呌走胸腹滿痛而拒按不大便不欲食或自利純臭水（協熱自利）脉不浮而沉實滑數者此皆可下之症也再舌胎老黃色或沉香色或灰黑乾燥或起刺裂紋舌

至於少陽一節當冠于慎勿下之下

拵短硬宜急下之與大承氣湯若舌胎淡黄而燥或如白砂症象較輕者凉膈散調胃承氣湯小承氣湯酌而用之服藥後但轉屎氣而不下者再與大承氣湯不轉屎氣者即屁於慎勿下之盖時疫下法吴又可云與傷寒不同勿拘於下不厭遲然反覆讀其論中其用下者必有可下之症而緩急輕重毫無一處浪投所謂有是症即用是藥也至於少陽經邪未解心下痞硬而微煩宜大柴胡湯如但頭汗出腹滿身黄

小便不利而渴者宜茵陳蒿湯如病發於陽而反下之熱入因作結胸水結在心下至少腹按之石硬而痛不可近手不大便脉不浮大者宜大陷胸湯結胸項强如柔痓宜大陷胸丸小結胸在心下按之痛脉浮滑者此疫結而非水結也宜小陷胸湯如外解已其人畜血如狂少腹急結者當微利之宜桃仁承氣湯如畜血發狂少腹硬滿小便自利者宜抵當湯如虛人積滯於內熱甚循衣撮空不得不下者宜黃龍

湯下症多端治法不一臨症制宜得其妙矣若咽中閉塞者不可下外實者不可下諸虛者不可下腹中有動氣者不可下嘔多者不可下尺脉弱者不可下此仲景之禁例也

宜清大暑

壯熱神蒙語言錯乱或睡中獨語目赤唇焦形如醉人稀粥與之則嚥口渴不欲多飲大便如常或不通脘腹不痞滿按痛舌絳胎薄脉數溺赤吐衄此邪熱

入營最憲生風痙（近上声）厥宜導赤瀉心或犀角地黃湯清之如挾疫昏閉用菖蒲欝金等不能開者（竹黃膽星赤焦）與牛黃丸至寶丹紫雪丹之類芳香開竅以利疫如瘢色藍紫舌絳乾焦昏躁煩渴脉數大有力無下症者可以犀角地黃湯合白虎湯加金汁方諸水（即活蚌水）清熱救燥以治之若瘢色黑者為難治如液涸内風動心煩不得卧因黃連阿膠湯加羚羊角石决明鈎籐鈎清肝滋陰以熄風如自汗煩渴氣逆欲嘔宜竹

葉石膏湯清化之濕熱並重者宜蒼术白虎湯清燥之此清法之大畧也至於先後輕重又須臨症制宜若清之太早則引邪入裏病反增劇清之不及則癍黃狂亂吐衄厥逆清之太過則熱病未除寒症又生圓機之士宜加意焉又如河間之桂苓甘露飲治濕熱涵蒸三焦不利東垣之清暑益氣湯治暑熱傷氣清燥湯專治濕熱景岳之玉女煎治少陰不足陽明有餘柴胡白虎煎治表邪未解陽明熱甚良方之地

榆散清解深入血分之暑風此皆古人既效之良法也豈敢執臆見而漫言哉

宜温補大畧

時疫為病似難温補殊不知四時不正之氣亦有陰陽之異也陽症宜清凉陰病宜温補此百世不易之法也其或觸厲氣或觸屍氣或染病氣藴於募原與温暑濕熱交結薫蒸臓腑或汗出不徹或瘢發未透或腹痛燥結譫語舌垢胸膈痞悶熱結旁流協熱下

痢口燥咽乾吐衄便血此邪毒方熾表裡未解治宜清熱開結若誤進温補為害非淺也更有熱深厥深神昏氣弱欲飲水漿大便閉或傍流小便赤澀唇乾舌燥身反不熱不欲衣被脉來澀滯此陽症似陰之候法當苦寒下奪若誤投熱劑下咽即敗矣更有將作大汗忽然寒戰引衣自覆甚至肢冷脉伏此陽氣并入於裏精氣自內達外所謂交陽而後作汗也不可輕投温補即戰汗之後脉靜身涼神倦欲寐狀若

陽脱此元神未復所致亦不可即用温補恐募原尚有餘邪隐匿也若其人陽氣素虚多服寒凉或屢經汗下甚至身冷經日不暖昏倦吐利或腹痛泄瀉或戰慄踡卧面清肢冷小便清白者皆當温補更有舌捲囊縮面赤目赤煩躁而欲坐卧水中身有微熱渴欲飲水又不能飲大便閉結或自利小水淡黄或清長或嘔逆氣促或鄭聲咽痛此冷極於内迫其孤陽之火發見於外此陰症似陽也若悞投寒凉下咽即

斃矣脉必沉細微弱宜通脉四逆湯倍加參附以接其陽或脉七八至而按之則散者此無根之脉用大劑人參四逆湯急救之此温補之大畧也如太陰病腹痛自利不渴嘔吐食不下或胸下結硬脉沉遲無力者與理中湯如少陰病身體痛手足寒口中和脉沉者與附子湯如腹痛下痢四肢疼重有水氣小便或利或不利心下悸頭眩身瞤動振振欲擗地者與真武湯如下利脉微與白通湯利不止厥逆無脉乾

嘔煩躁者白通加人尿猪胆汁湯如少陰吐利手足厥冷煩躁欲死者與吴茱萸湯如厥陰病手足厥冷脉細欲絶者當歸四逆湯若内有久寒而少腹絞痛者當歸四逆加吴茱萸生姜湯如乾嘔吐沫頭痛者吴茱萸湯如氣上撞心心中疼熱而吐蚘下之利不止者與烏梅丸此皆仲景傷寒論方而疫病每多有之操司命之術者不可不豫為深究也至於霹靂散治陰極煩躁正陽散治陰毒面青益元湯治陰盛格

陽回陽救急湯治陰寒厥逆十四味建中湯治陰症發瘢丁附理中湯治陰寒呃忒大順散來復丹治暑症之多瀉利者冷香飲子治暑症之多嘔吐者古方用温者頗多難以枚舉畧載數方以為後學之準則也補陽既明而補陰一法亦不可不知者也凡病屢經汗下而熱轉甚用清凉而乾不渴解服利水而小便不通形體枯瘦腰膝痿軟骨節痠痛難以移動耳聾目不明舌黑或無胎服攻藥而舌胎愈長或益燥

裂此經所謂寒之不寒責其無水者是也此王太僕註句非經文也宜服脉湯去姜桂或生脉六味三才固本大補陰之類救陰生津若誤用助陽燥涸立死不可不慎附驥蕪詞以望　高才教正

杜清碧先生驗證舌法

附傷寒觀舌心法

著者不詳

提要

《杜清碧先生驗證舌法》，著者不詳，南京中醫藥大學圖書館藏。一册。書號：巳二二/四八。此書已做修復，原尺寸爲高二十一點七厘米，寬爲十二點五厘米，修復後尺寸，高爲二十九厘米，寬十六厘米。首篇爲《杜清碧先生驗證舌法》，次爲《傷寒觀舌心法》。

杜清碧（一二七六—一三五〇），名杜本，字伯原，學者稱之爲「清碧先生」，元代清江縣（今江西樟樹市）人，在《元史》中有傳記。杜清碧博學多才，精通天文、地理、曆法、數學、經史、詩文、聲韻、書法，著有《四經表義》《六書通編》《十原》《清江碧嶂集》《五聲韵》《谷音》等書。一三四一年著有《敖氏傷寒金鏡録》，論述各種舌苔所主證候及治法，是我國現存第一部驗舌的專著，也是世界最早的舌診專著。

是書爲圖譜式著作，《杜清碧先生驗證舌法》中列舌象圖譜三十四張，每圖之下附有文字説明及方藥。文字爲七言歌訣，叙述簡要，且以描述舌象爲主，少數條文有關鍵症狀或脉象描述以輔助舌診。除詳述以舌之外，對驗舌立法、處方遣藥，是書亦不乏闡述。

《傷寒觀舌心法》編排形式亦是圖譜式，内容按白、紅、紫、黄、黑、微醬、藍、灰、妊娠，共計九類舌象分論之。各類舌先予總論，再附圖象分别論之，并逐條編成五字四句歌訣，以便習誦。其中白苔三十種、紅舌三十二種、紫舌十二種、黄舌十八種、黑舌十一種、微醬衣色胎兩種、藍色舌胎兩種、灰色舌十四種、最後論妊娠十六種。是書名爲《傷寒觀舌心法》，然縱觀全書内容，所論温病及内科雜病舌象亦不少見。因此，是書可作爲外感熱病、内科雜病及婦科妊娠病的診斷參考書。

該書僅見藏於南京中醫藥大學圖書館。在原抄字迹之上，可見多處不同墨色的修改删添痕迹，或爲某稿抄本，亦未可知。（卞正撰）

目録

[一]　黎：當作「黧」。

白苔中双黃舌形

白胎黑斑舌形

白胎黑根舌形

白尖紅根舌形

白苔中双黑舌形

右白左紅舌形

白苔變黃滿故舌形

白苔尖紅舌形

熟白舌形

白苔黃中乾舌形

白尖黃根舌形

淡白透明舌形

左白右紅舌形

臟結胎舌形

白尖中未[illegible]根舌形

白苔[illegible]舌形

白苔中双灰色舌形

白尖中灰根舌形

白尖中黄根黑舌形

白苔尖根不舌形

紅舌總目論

純紅舌形

紅中黑舌形

紅上有黑斑點舌形

紅内黑尖舌形

紅人字紋裂舌形

紅蟲碎舌形

紅中乾黑舌形

紅斷紋裂舌形

紅内紅星舌形

紅中通黄乾舌形

二

紅舌黑根舌形

紅中微黄有滑形

紅中淡黑舌形

紅木脹舌形

紅長脹出口外舌形

紅痿舌形

紅出血舌形

紅中双灰乾舌形

紅中微黄乾舌形

紅中灰根舌形

紅孑脹舌形

紅舌紫瘡舌形

紅[illegible]舌形

紅硬強舌形

紅左墊舌形

紅尖白舌形

紅戰舌形

紅右墊舌形

紅中白泡舌形

紫舌總論

純紫舌形

紫團圞舌形

紫上白苔舌形

紫上赤腫乾焦舌形

紅細長舌形

双墊舌形

紅中通尖黑乾舌形

紫中有斑舌形

紫短舌形

紫陰筋舌形

紫上黃苔乾舌形

三

紫中赤腫津潤舌

煮熟紫乾舌形

黃舌總論

純黃舌形

黃乾舌形

老黃隔瓣舌形

黃苔黑斑舌形

黃尖黑根舌形

紫尖瘰舌形

微黃苔舌形

黃胎有滑舌形

黃尖舌形

黃苔中通尖黑舌形

黃苔黑刺舌形

黄尖灰根舌形

黄苔黑滑舌形

黄大脹滿舌形

黄根中赤白尖舌形

黑舌總論

純黑舌形

黑隔蘚底舌形

刺底黑舌形

黄尖紅根舌形

黄根白尖舌形

黄尖白根舌形

黄根中赤灰尖舌形

黑隔蘚底紅色舌形

滿黑刺底紅舌形

黑爛嚙舌形

四

灰黑重暈舌形

黑乾短舌形

黑邊暈內微紅色舌形

黴醬衣色舌總論

純黴醬衣色舌形

藍色舌總論

微藍舌形

灰色舌總論

中黑有滑舌形

白苔通尖黑乾厚舌形

中黴浮厚舌形

渾藍色舌形

純灰色舌形
灰黑有紋舌形
灰黑重暈舌形
灰黑中乾刺舌形
灰黑尖乾刺舌形
中灰舌形
灰黑多黃根少舌形
妊娠總論

灰中復黃舌形
灰根中赤黃尖舌形
灰黑橫紋舌形
灰黑尖舌形
灰根舌形
灰中黑滑舌形
灰中紫舌形

五

目録終

杜清碧先生驗證舌法

傷寒妙道此所訣，一一分明說舌分。三六察玄微白白，淺天機舌如尖白根黃色舌第六。甘露五苓例，益元涼膈攻表施，此藥寶和珠。白苔根黃惡寒在舌第十八，虎毒五苓對。白弦心黑汗無行舌第十六，双解泮春氷。白生黑點猶名表，調胃涼膈將舌第二十。黑暈兩條腎命門第二十一舌，解毒急須行。微黃詀語躁失汗舌第三，双解二毒投。白黃而瀉解毒裁舌第五，甘露五苓裁。微黃小柴大柴取舌第三，益元端可許。白色胎有復變黃舌第四，調胃正為良。白胎自汗不可下，白芍加參妙。

弦白心黄欬渴煩第二十三舌天~~苔~~水五苓叅黄生黑点縣熱極第二十六舌解
毒如氷釋滌黄膈辦白茵陳第二十八舌十五苓承氣寧抵當陷胸兼十
枣盡痞瀉心討七方選用斟酌之随症驗方施弦紅心黑成行繡
第二十九舌十承氣為攻是兩感心黄黑重尖第三十一舌調胃急須煎若非兩
感不重此十見八九死舌心灰黑赤通臨第三十二舌十双解結胸痓獨
有根黄尖黄舌第十九舌堅人双緻訣右色如灰承氣求第三十三舌十涼膈
快悠悠清碧先生三六舌靈妙玄通徹後世之學慎勉爾張人莫
浪傳

第一
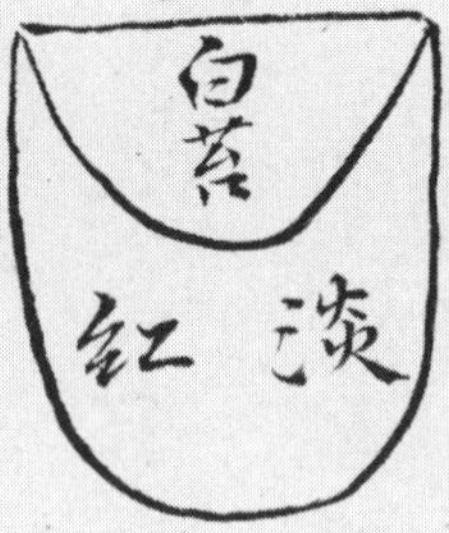

小柴胡湯
梔子豉湯

第二
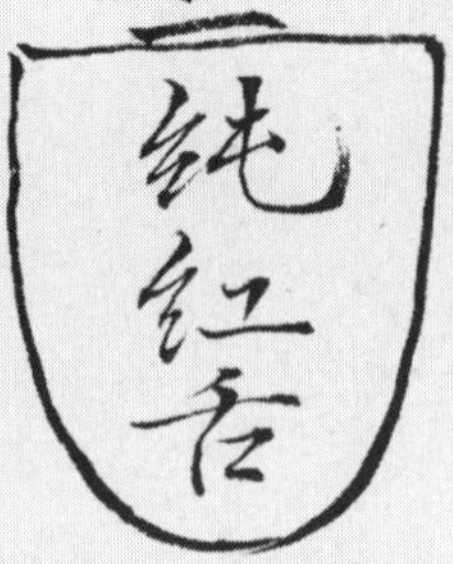

又名將瘟舌
救苦丹

第三
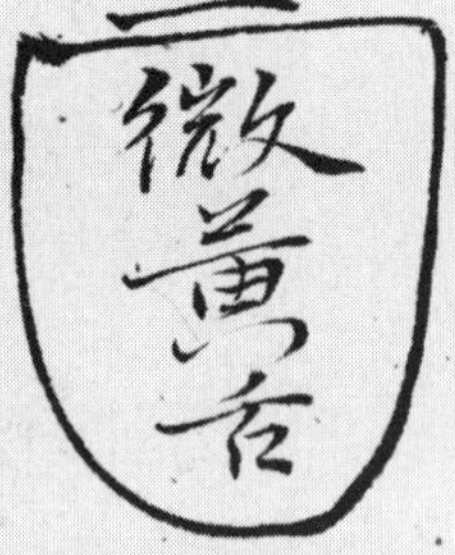

或解毒

寒邪初入白苔滑　丹田有熱胃有寒
嘔吐耳聾兩脇痛　少陽症治表裏無（表裏安）
舌色純紅熱未深　不得（必）躊躇辨何經
先施透頂清神散　吹鼻然（須）防不潔（染）熱（侵）
透頂清神散　猪牙皂角　細辛　白芷　當歸　共為末
舌上微黃表未達（欲傳）　小柴天各一盅煎（水合同）
審（當）可下時大柴胡（入）　表裡双解妙女（十）全

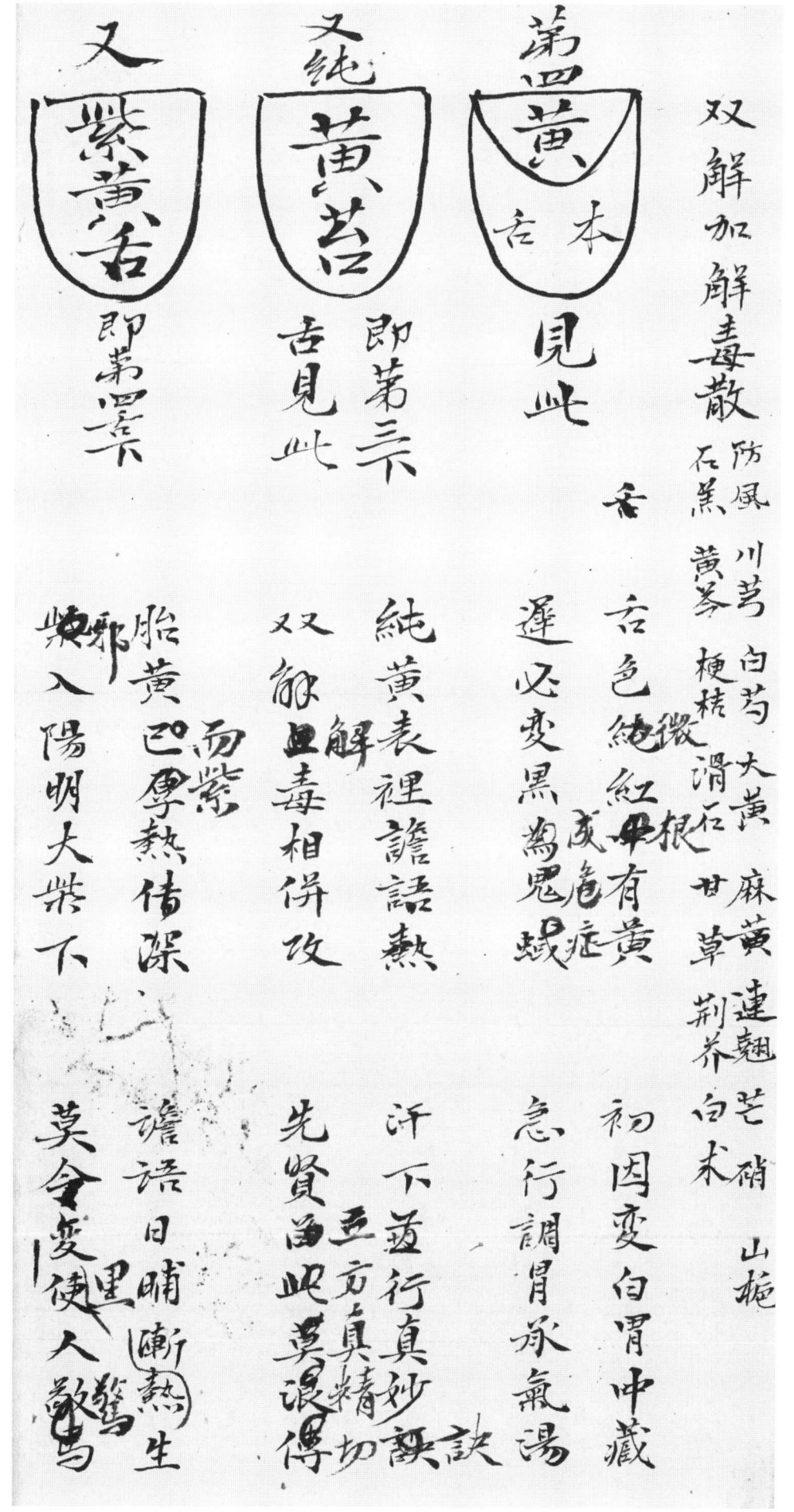

双解加解毒散

防風 川芎 白芍 大黄 麻黄 連翹 芒硝 山梔
石羔 黄芩 桔梗 滑石 甘草 荊芥 白术
合

第四

見此

又純

即第三六
舌見此

又

即第四十六

舌色純紅中有黄（微）（根）　初因变白胃中藏
遲必变黑為鬼蜮（成危症）　急行調胃承氣湯
純黄表裡譫語熱　汗下兼行真妙訣
又双解毒相併攻（解）　先賢留此莫浪傳（五方真精切）
（而紫）胎黄已變熱倩深　譫語日晡潮熱生
熱入陽明大柴下（邪）　莫令变里使人驚

第五

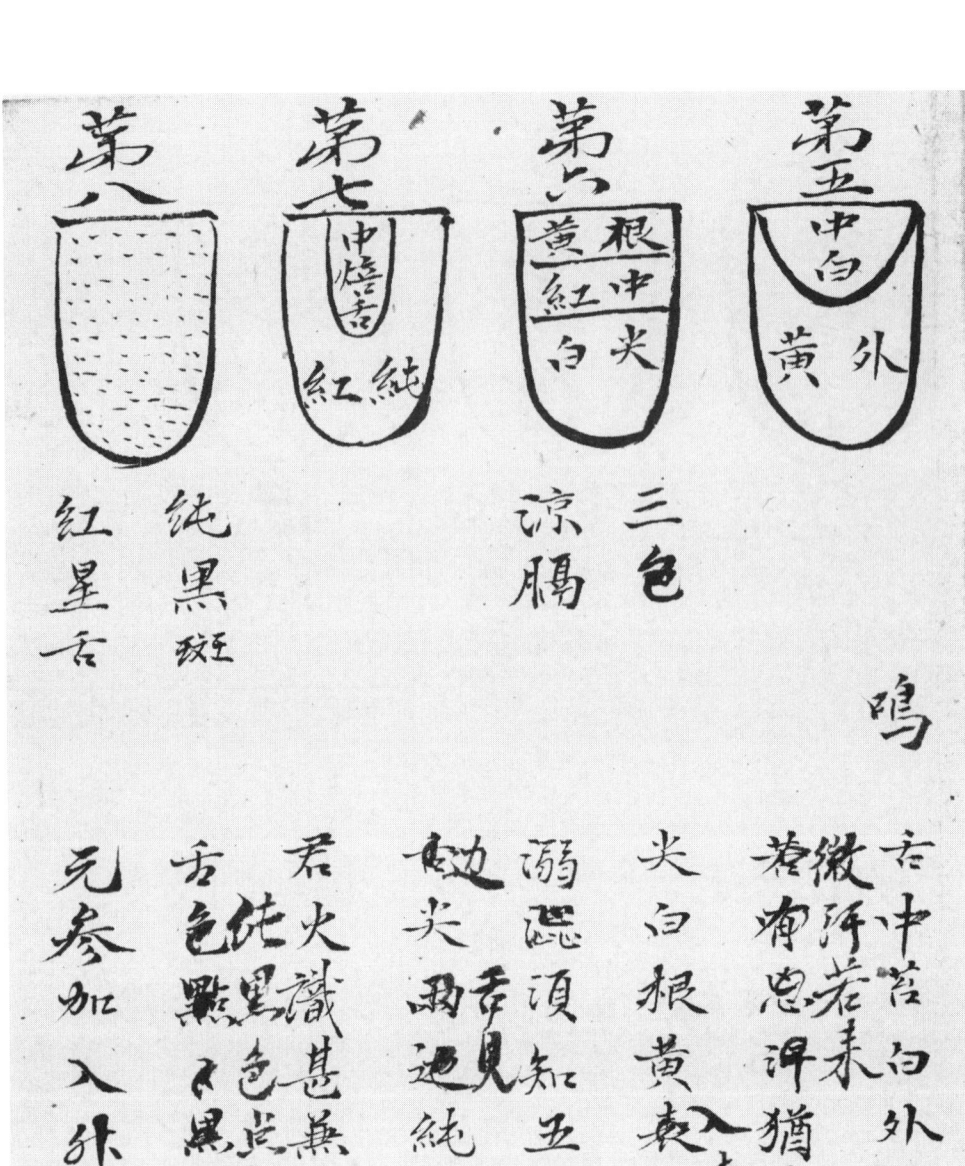

第六

第七

第八
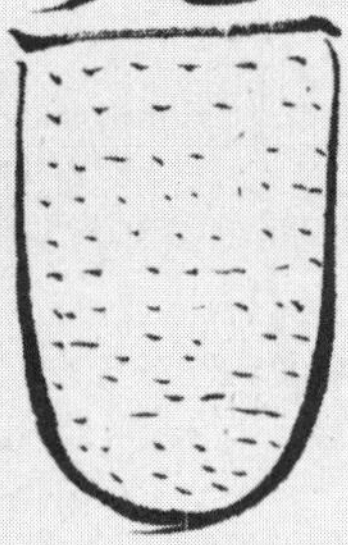

三色
涼膈

純黑斑

紅星舌

鳴

舌中苔白外微黄
微汗若未
着有忽汗猶在表
尖白根黄表東除
入裏形
溺澀須知五苓散
舌边尖兩边純紅色
舌見
君火熾甚兼紅化
舌色點下黑斑星
純黑色皆紅斑
元參加入升麻葛

腹鳴洩瀉解毒湯
五苓投下保安康
便秘硝黄泡可踈
根黄大水急煎法
恭水全煎黄亦除
惟有中間根黑焙鐺
涼膈大柴兩是真
並可嘗
熱毒乘虛入胃經
生
二人參白虎化斑真
靈

第九　第十　第十一　第十二

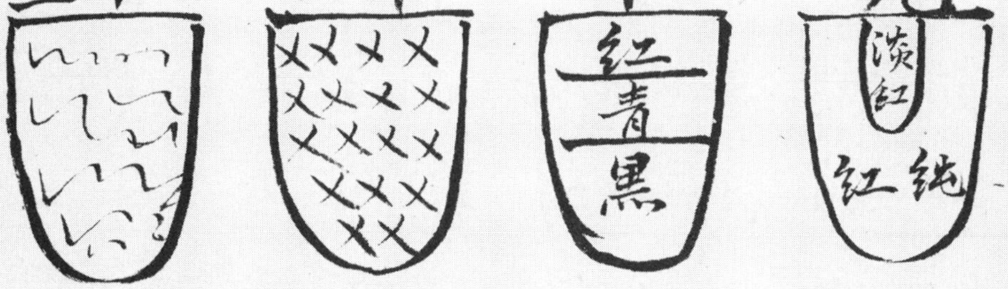

茵陈五苓散

紅舌人裂形
又裂舌

纯紅舌虫蝕形
纯紅點

舐舌更深紅

纯紅舌以淡紅星
遍體發黄將引飲
舌根紅潤黑青尖
熱熱頗涼堪飲卮
舌裂紅紋人字形
更有交文茵如四
紅點之紋如舌舐
熱毒熾盛必然危殆

心火乘脾濕熱生
橘皮梔柏草烟茵陈薰
腎水源虛心火炎
若蒸此尔可針砭
君火為炎水不升
急以涼膈道力綠勝
火炎水涸不相濟
斯時急取小承氣

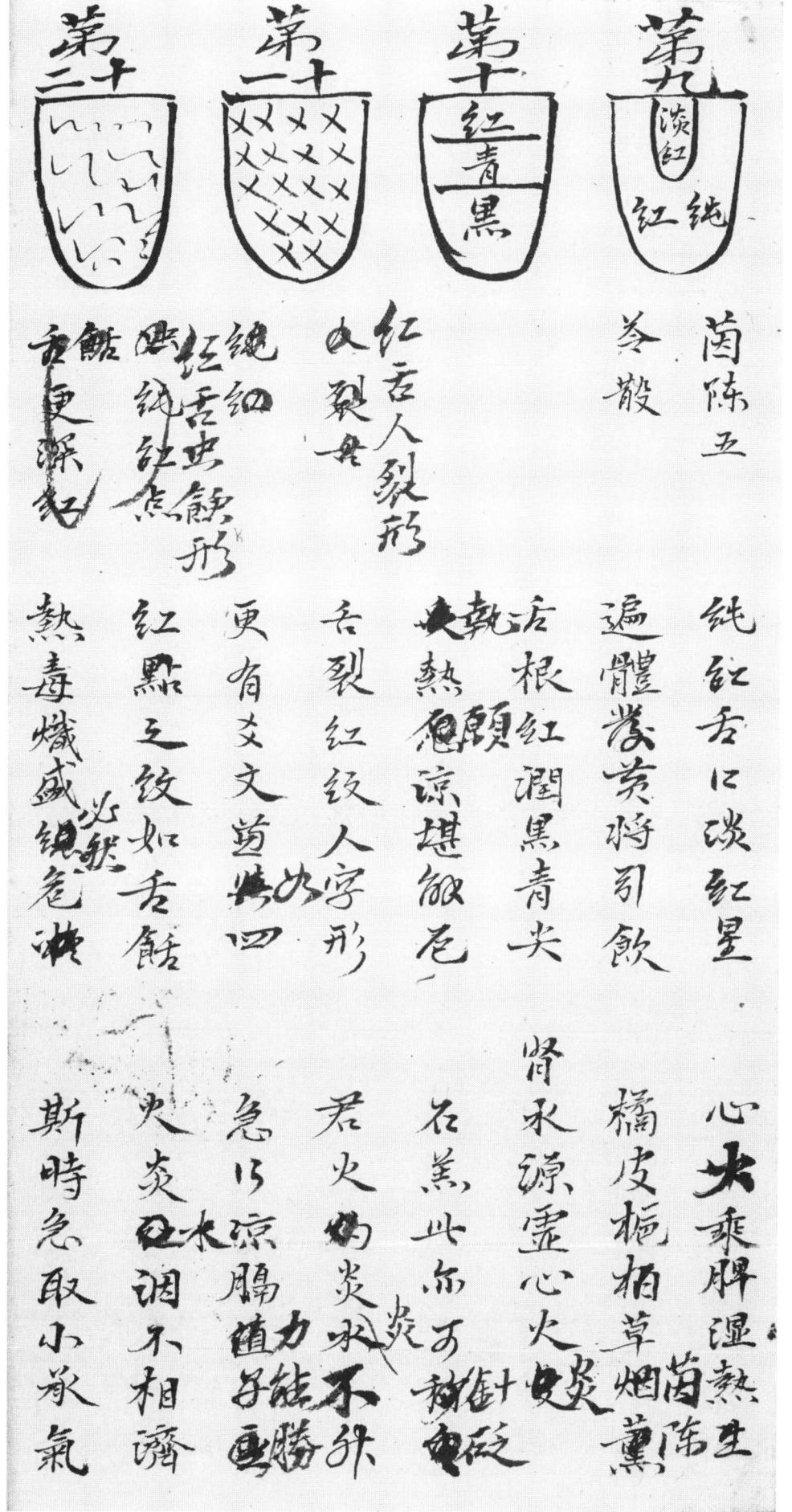

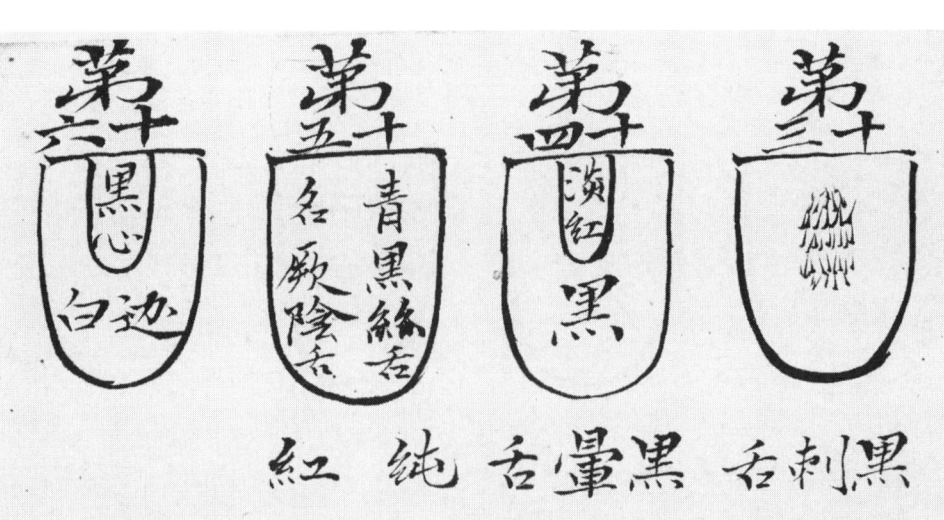

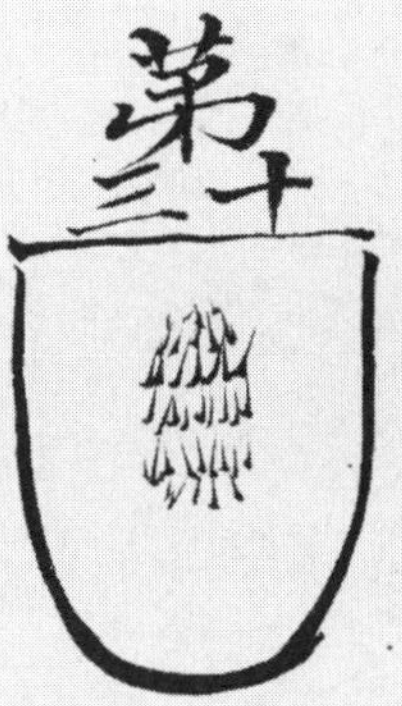

黑刺舌

黑暈舌

純

紅

舌心黑刺硬乾餅
遇此舌時急須下
舌見淡紅中有暈
君火遺毒胞絡間
厥陰寒熱在肝經
却嫌木賊乘侵土
黑心边白脉微弦
犯病即見形危殆

大腸燥熱火刑金
調胃承氣可救回傷陰生
暈沿純黑熱營分可虞
二火亢炎大承症
溫裡 青黑如絲總主筋
理中四逆可亦回溫
浮滑表取實攻堅
速行調胃承氣竭

三

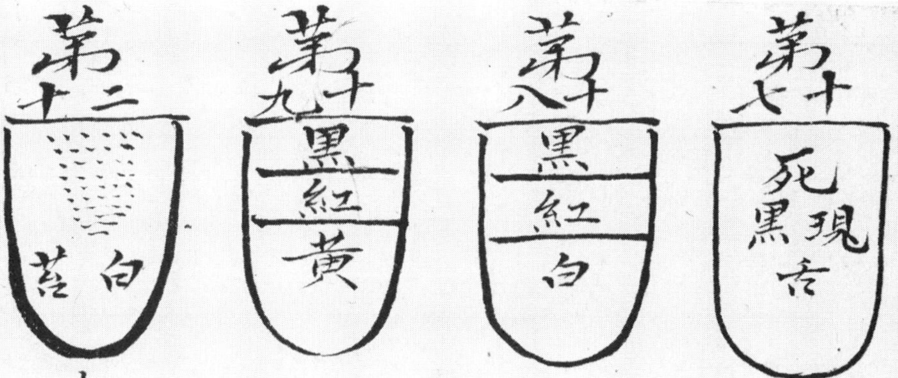

純黑舌

内白苔黑小点

純黑舌頭水尅火　患此百日無一可
四逆理中定無疑　久而渝淡感中挫
根黑黑分尖白白　身痛惡寒飲水真
微渴五苓渴汗亮　下痢解毒亦茵陳
根黑中紅尖黃中有紫　陽脉下之浮退陽
惡風微汗行双解　下痢还從解毒湯
白苔中生小黑点　無有表症涼膈宜
表退之時應即下　調胃承氣最相宜

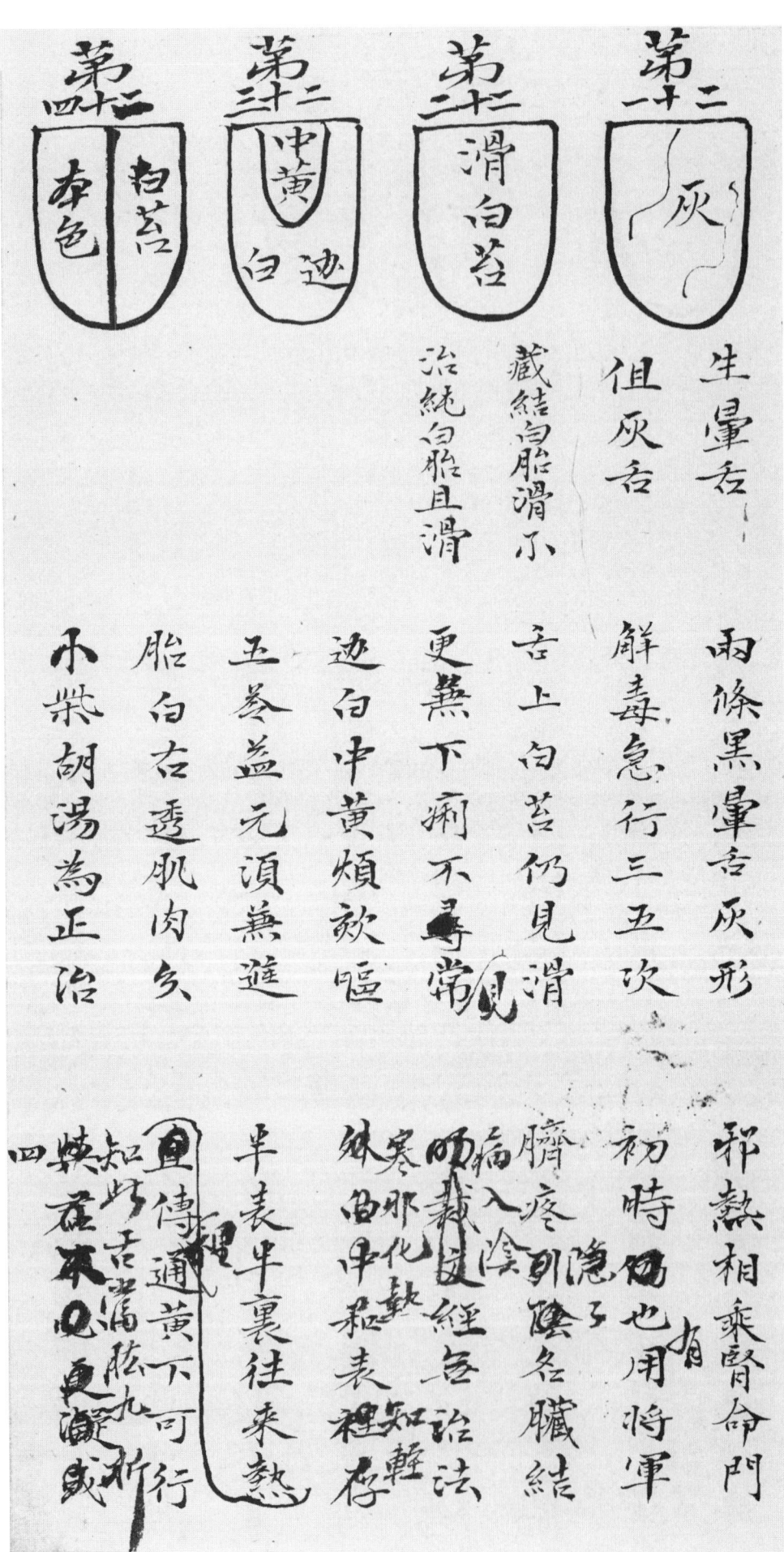

第二十一

生暈舌

但灰舌

第二十二

藏結白胎滑不

治純白胎且滑

第二十三

第二十四

雨條黑暈舌灰形

解毒急行三五次

舌上白苔仍見滑

更兼下痢不尋常見

边白中黄煩欬嘔

五苓益元須兼進

胎白舌透肌肉多

小柴胡湯為正治

邪熱相乘有腎命門

初時陽也用將軍

臍疼引隱子陰名臟結

痛入陰明裁段經無治法

寒邪化熱知輕

外留中和表裡存

半表半裏往來熱裡

直傳通黃下可行

知與舌滑胎丸析

四 快在本見更凝鹹

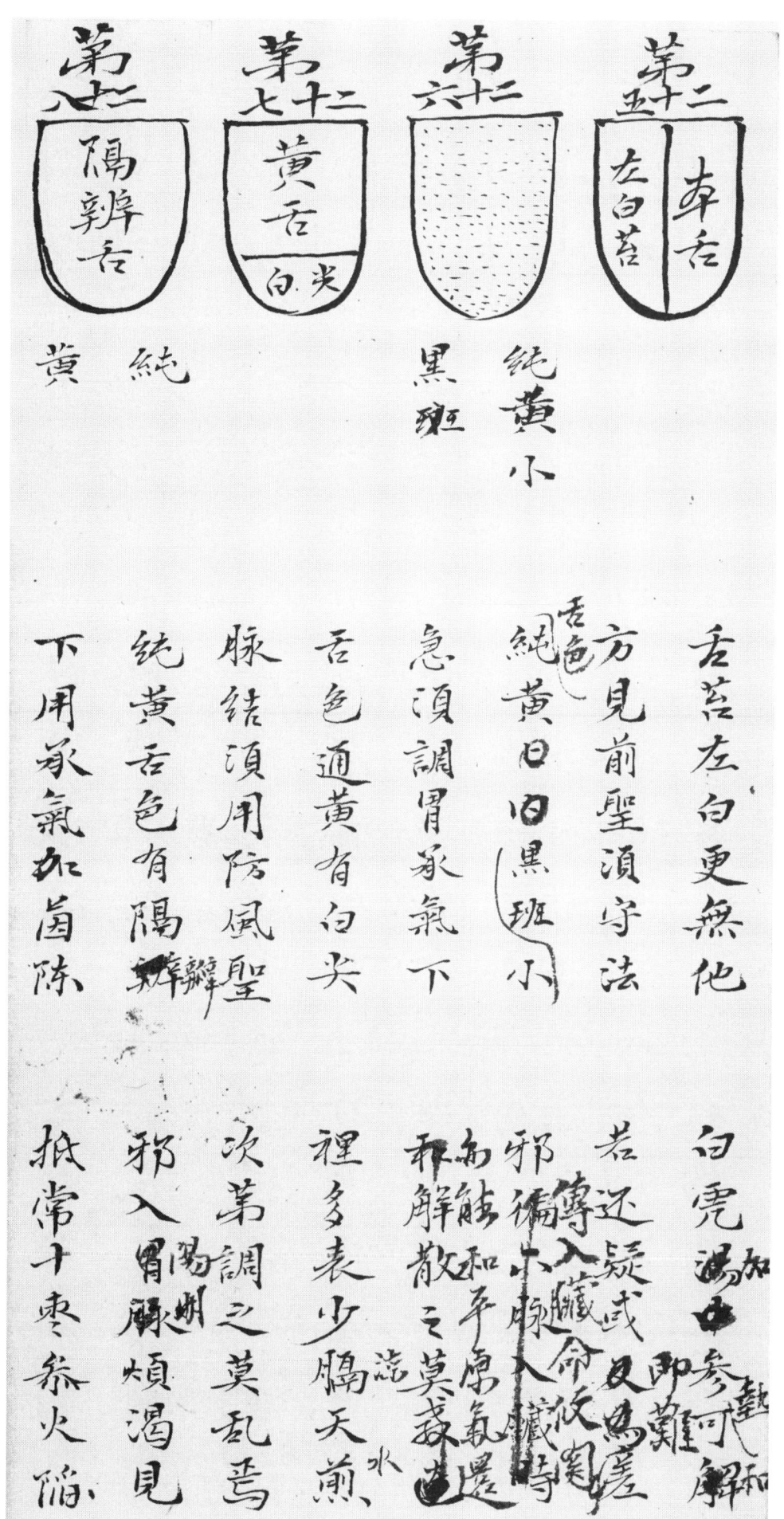

第二十五

第二十六

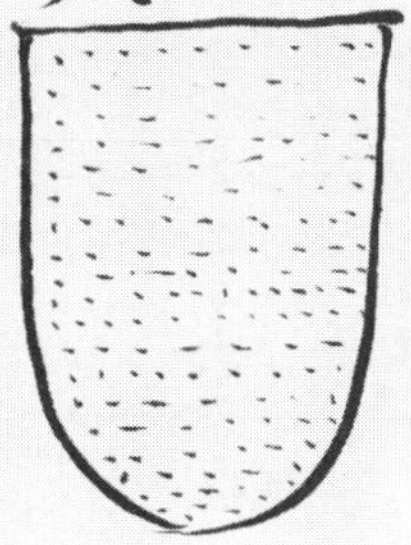

純黄小
黑班

第二十七

第二十八

純
黄

舌苔左白更無他
方見前聖須守法
純黄日旧黑班小（舌色）
急須調胃承氣下
舌色通黄有白尖
脉結須用防風聖
純黄舌色有陽辨（辯）
下用承氣加茵陳

白虎湯（加）中參可解（熱和）
（即難）
若还疑惑又為差
傳入臟命欲閑
邪徧小脉入臟時
而能和平原氣還
邪解散之莫或達
裡多表少（涼）膈天煎（水）
次第調之莫乱焉
邪入胃（陽明）脉煩渴見
抵常十棗杀火脇

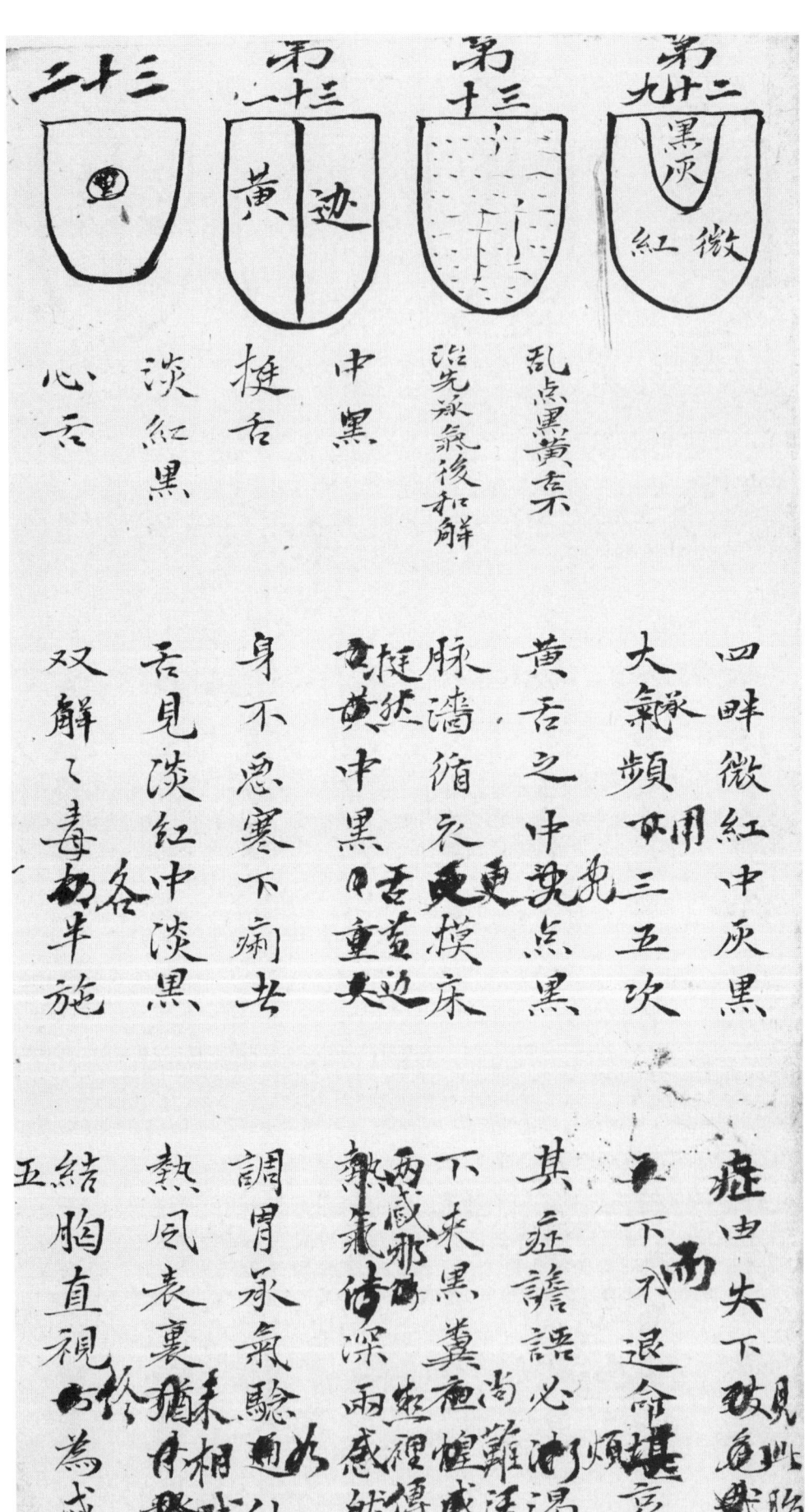

第二十九

第三十

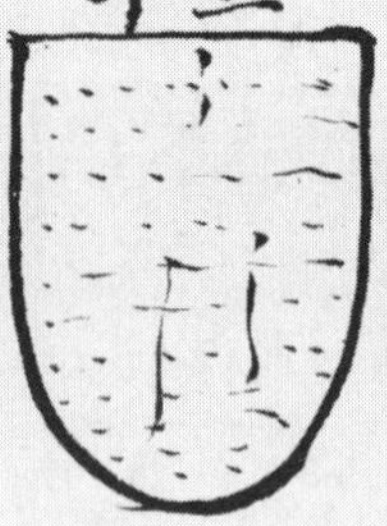

乱点黑黄舌

治先承氣後和解

第三十一

中黑

挺舌

三十二

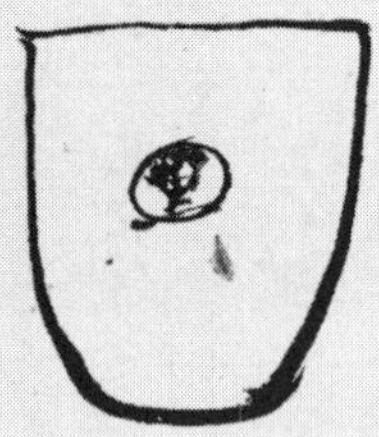

淡紅黑

心舌

四畔微紅中灰黑
大承氣頻用三五次
黄舌之中乱点黑
脉濇循衣更摸床
挺狀舌黄边
舌黄中黑日重黄
身不惡寒下痢者
舌見淡紅中淡黑
双解之毒各半施

症由失下致危殆
下而不退命堪哀
其症譫語必煩渴
下來黑糞尚難活
兩感邪傳裡傳
熱氣傳深兩感然
調胃承氣驗通仙
熱風表裏未相釋
結胸直視為咸

五

觀舌心法序

夫觀舌者非觀舌也乃觀人之心也心者乃人一身之主宰內經云心為君主之官神明出焉又云心乃神之舍神乃氣之主氣乃身之本安心神自住神住氣自和胎息經云氣入身來為之生神去離形為之死今有傷寒之症疫癘傳染雖則診視（望聞問切為之四大要若）再無觀之于舌症之死生分明如鑑照形有何遁情焉大低傷寒邪在表無爽其舌邪入于經在表之表必發熱其舌必微白邪在表之裡舌必白胎邪在少陽半表半裏舌必厚白胎或有滑或乾白邪傳陽明之

六

經則舌乾而微黄陽明之裏則乾黄黑舌危篤則焦瘟疫之症所赤何也瘟
疫之邪自裏而達表熱運于内故初病舌赤後亦多變維多變舌
不離于赤是也傷寒瘟疫邪熱之極動實乎少陰君火則
心疾心疾則舌変諸也病者乃一百三十七舌是也此皆五臟受
邪氣之所干而生也雜症不在此例難經云一脉輙爲十変之理也余
雖才疎智淺誠留神于此者一一經驗的當歷有積年今已成册
實爲萬世淺學濟生之舟航也歌括分明易于醫者論註不繁便于覌
覽心目了然明白盡子之所能開後醫之智識乃後世病人之幸也自

漢時仲景以來奧妙無窮法則皆古丹溪云以古方而治今人之病終是不合必經良醫度量而治之臆是難則更之［修］及不出于古之權衡再出乎臨症［之詳則］精識于隱顯詳辨于陰陽決斷于表裏［湯劑］治之無疑可為上智之人矣

傷寒觀舌心法

白苔總論

夫白舌者非舌白也乃傷寒邪初至表者在於皮毛之間皮毛者肺之所生肺屬金色白故初則白沫次則白涎白滑再次白胎白屑白疱有舌中舌尖舌根之不同是寒邪入經之微甚故也舌乃心之苗心屬南方離火當色赤今反見白色是妻乘夫之位因火衰不能制金故也蓋寒邪是北方水之寒邪也金伏水

勝妻協子勢而像故侮其夫夫火不及故不勝其邪也初則惡寒〻鬱于皮膚毛竅故不得疏通熱氣不得外泄而故惡寒次則發熱入太陽經則屬水〻過寒而則凝是本邪自病故頭疼身熱項背強腰脊疼等症入少陽經則白胎白滑如寒邪太甚傳至陽明經亦有白屑滿舌〻端〻雖症有煩燥再診脉如寒應何如脉浮緊者在表當汗之在少陽經者用小柴胡湯和之在陽明經者溫之如白色少變黃者大柴胡湯有裏症當下之大小承氣及調胃承氣湯等類分輕重視緩急下之以四逆湯理中湯等溫之白舌亦有死

症不可輕忽共三十舌舌之形圖驗症治之如神外以姜醮青布林
去白苔屑即愈矣

太陽經

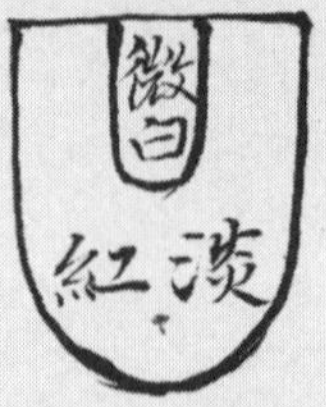

第一圖

初中表邪輕方及太陽經（北方寒水剋）
無汗宜發汗免得又傳經

此症乃寒傷于營營傷則血凝血凝則無汗初入太陽經（寒水之）必頭痛
自熱惡寒無汗腰脊強（項背）痛舌色微白有津宜發散無汗取汗用香
蘇散飲九味羌活湯之類為主經曰汗不厭早有汗是傷風風則傷
衛衛傷則腠理踈通而不能緻密故毛竅開張有汗用桂枝湯加

九

減用之

輕薄舌胎舌形第二圖

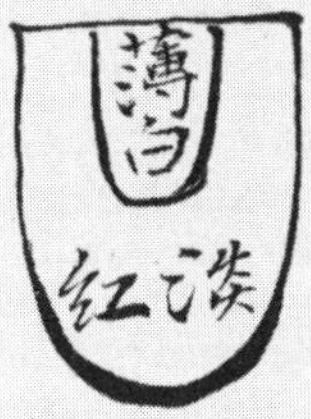

白苔舌上薄　邪在大陽經
未汗須早汗　不可再逡巡

此邪在太陽經二三日未曾汗乃大陽之裏症也故單曰邪熱漸深急宜取汗或與太陽少陽合病有此舌者宜小柴胡湯梔子豉湯加減用之

厚白苔有津舌形　　第三圖

白胎厚有津　邪傳熱漸深

太陽症仍在　解表效如神

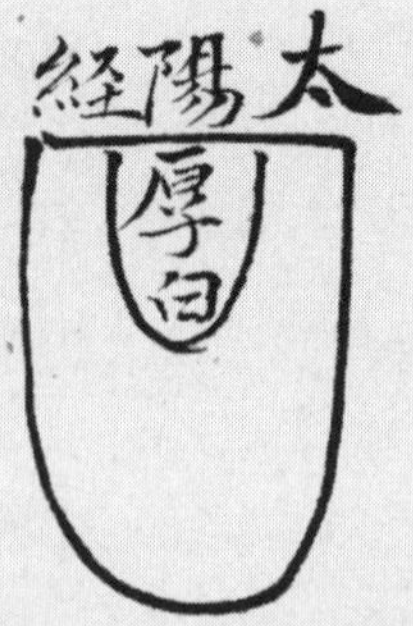

此症是太陽經病三四日邪只在太陽未與少陽經有相併相合

正是頭疼發熱腰脊強痛痠尺寸脉浮緊者故止宜解表而愈

十

乾厚白胎舌形　第四圖

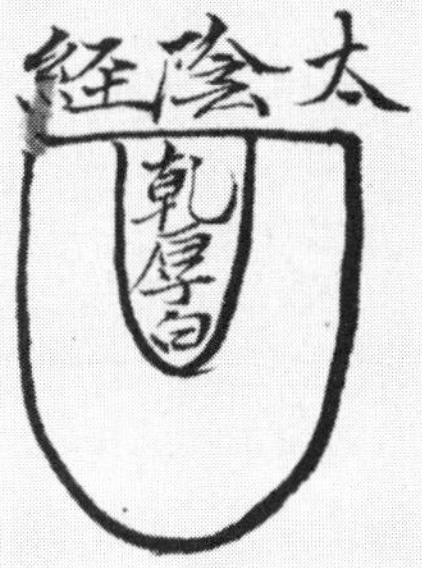

乾厚白胎舌　滿口生白屑
陰躁似陽煩　胃冷營中熱

此症四五日以來未經發汗邪热漸深少有微渴不知調攝過飲冷水及冰水瓜菓等物停塞胸中冷人發热煩躁而四肢逆冷其脉弦強少滑故曰胃冷治宜温中四逆湯建中湯消息治之

白胎微黄色舌形

第五圖陽明併太陽
微渴嘔連聲
表罷調胃承湯

白舌内微黄心
飲冷煩渴嘔
太陽之明併

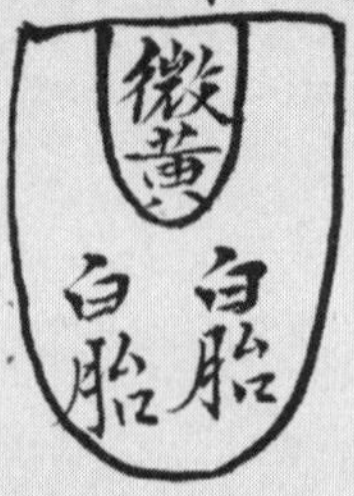

太陽
陽明
合病

此症是太陽之明合病有此舌何也蓋因初起時受寒未發通微或未汗以致如此太陽症多宜再汗待表罷但陽明症宜下之可也

十一

白胎老黄色舌形　第六圖

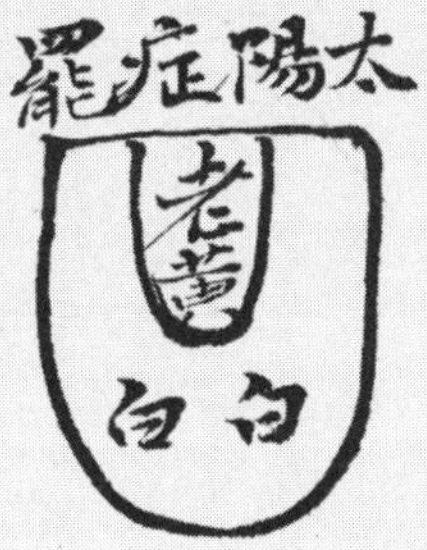

白舌老中黄　有表未尽下之訣

煩渴嘔惡熱　便閉大柴良

黄邊鍋

此症見舌四圍白中黄者乃太陽症初罷陽明受症必煩躁嘔吐用大柴胡湯加減用之亦有下利淡黄水沫無稀糞者非下利也亦宜大小承氣湯下之

白胎尖灰刺有津舌形　第七圖

舌白尖中灰刺　微く却有津

少陽症多此　承氣下回春　調治費心神

少陽陽明合病

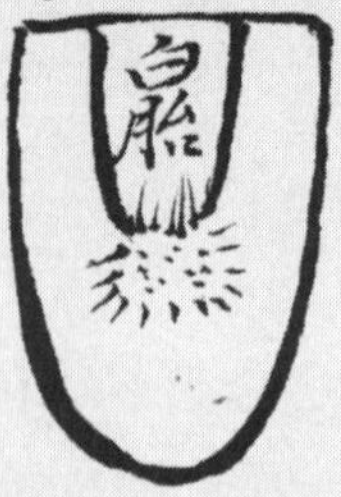

此症是少陽與陽明合病三四日中必自下利脉長者生如弦數者[illegible]者死也如有宿食大承氣湯下之可保五死五生但凡老幼有此尖刺者多死壯年有此舌者亦多死驗之多矣切不可輕忽視之

十二

第八圖

白胎黑心有滑舌形

陽明症

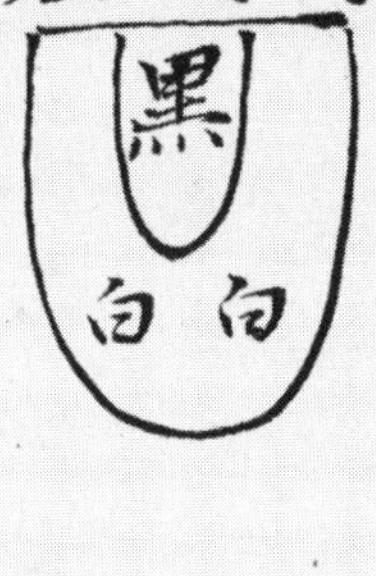

白舌中心黑，譫煩，口內有津滑。

治誤因食而復，遲下必歸冥。

此症五六日以發汗，太陽症已罷，候食而復作，太熱譫語，大承氣等類下之則安。如下後已安，正可調理，緩緩而食；倘再食復而復熱，或利不止者，必死也。

白胎乾黑心舌形　　第九圖

白胎乾黑心　脉辨左浮沉
五六日有此　一下顯神功

太陽陽明合病

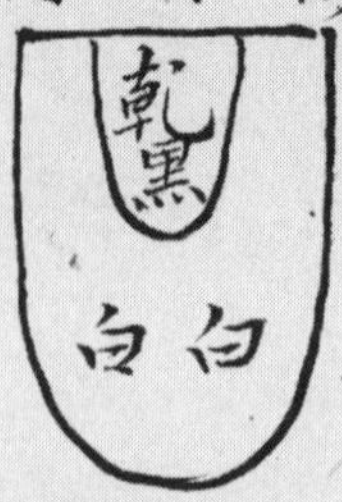

此症是太陽陽明合病因汗不撤傳致陽明續自微汗出不惡寒
脉沉者
陽氣鬱鬱不散當汗未汗以脉辨浮則汗沉則下五六日有此舌
色五死五生未曾汗如二三日有此舌必死也

十三

白胎滿黑刺乾舌形　第十圖

白胎滿黑刺　三陽合病由

二病合治

有表惡寒汗　無表大柴何使

少陽症

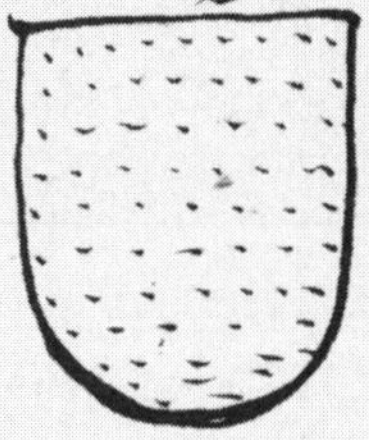

此症乃表之裏也如少陽症多小柴胡湯加減如不惡寒反惡熱者即宜下之則安宜謹慎調理不可輕忽是金水太甚火無正位十中八死當以留神診視脉與症兼參之可也

白胎中雙黃舌形　第十一圖

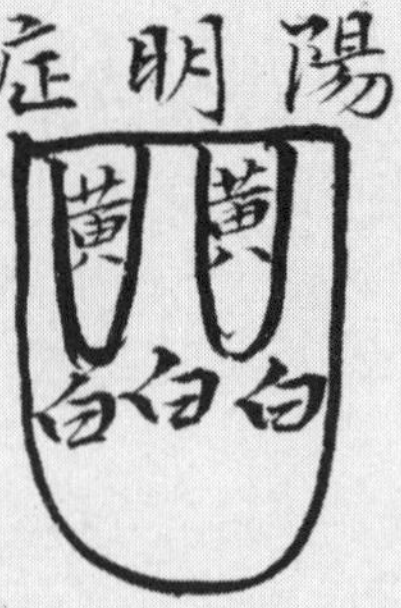

双黃圍白胎　陽明內經完（裡症該）
便鞭轉矢氣　必須（承氣）用大柴

此症乃少陽之邪以盡俱入陽明裏症故所以下之爲妙黃乃土之色因邪熱上攻致令舌有双黃色如脉長惡熱轉矢氣煩躁者以大柴胡湯合調胃承氣湯一下之後熱退身涼脉静者生矣

十四

熟白舌形

白舌如煮熟

单伏男女手

第十二圖
肺色乘心速
厚〻一層皮
期哭
死生旦夕兮

太陽症

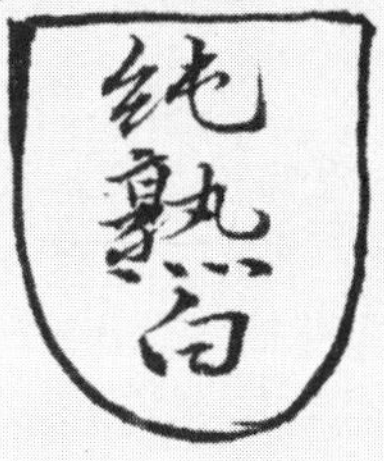

此症舌白胎見老極如煮熟一般相似者乃心氣已絕而肺色乘于上是妻來忏夫也再兼男左女右手無脉或兩手全無脉必難〔無〕惡症必死百無一生藥不〔可〕救此始因食冷酒瓜菓冰水等物致令陽氣不得發越雖無熱燥以通脉四逆湯〔或枳實理中湯〕脉微出者生暴出者死

白胎黑班舌形

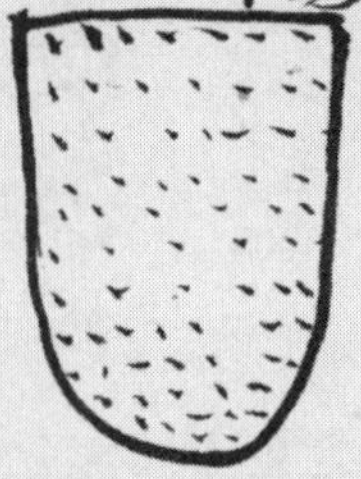

白胎黑點也微表涼氣攻裏症即當下

第十三圖水來尅火陰有表涼膈攻裡實承氣檢臨机應變中

此症舌白胎中有黑小班點亂生者乃胃水來尅心火如無惡症有表症未解宜涼膈散微表表退即當下用調胃承氣湯下之十中僅救一二

圭

白苔黄中乾舌形　第十四圖

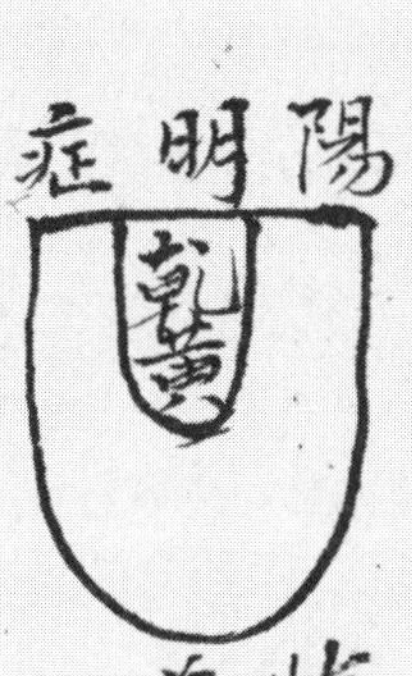

此舌列白胎黄中乾且陽明病裏端

黄苔中急須大承氣等方可救且安　須和情静保存

此症乃太陽之明合病而後屬陽無熱明渴太甚詰語或又誤食

以致此急症用大小承氣湯下之之愈如下後身涼脉静病退者宜

用輕和調中的藥服之則安如再傷用前藥服之必致大熱而喘待通泄病退

師隱之不治

方可緩之調理治之

白胎黑根舌形

白苔黑根舌
餘症即無凶
黑甚兼譫渴

少陰症

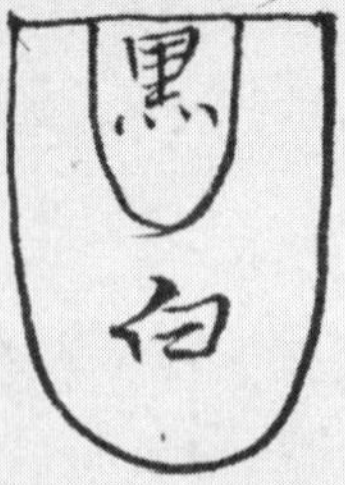

第十五圖
水尅火當滅
此症最多凶
命亦絶
縱下不顯功

此症舌根黑少而白胎雖多事在危急火被水尅雖無惡症亦凶
雖下亦不見功也

白尖黃根舌根

第十六圖

正陽症

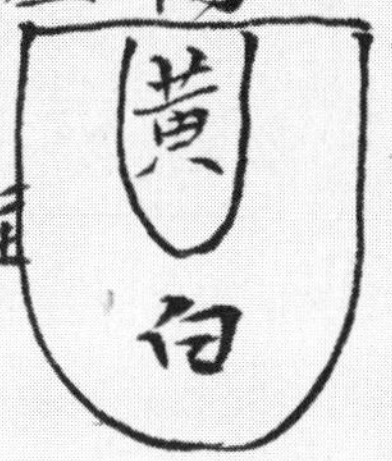

僅白尖又黃根　邪熱傳入裏深傷
大柴和且下　承氣不相當
調胃承氣湯　下便安寧

此症邪雖入裡即用大柴胡湯加減治之下後無他症少安臥而神形
清靜
形安●乃自然有生机也他再变症多端亦不可用大承氣湯等類
症不勝藥致令轉
猶恐太過其症令人●凶不可不謹慎也

白尖紅根舌形　第十七圖

白苔舌根紅　邪入少陽中表裡通

脇痛耳聾苦　小柴和解功

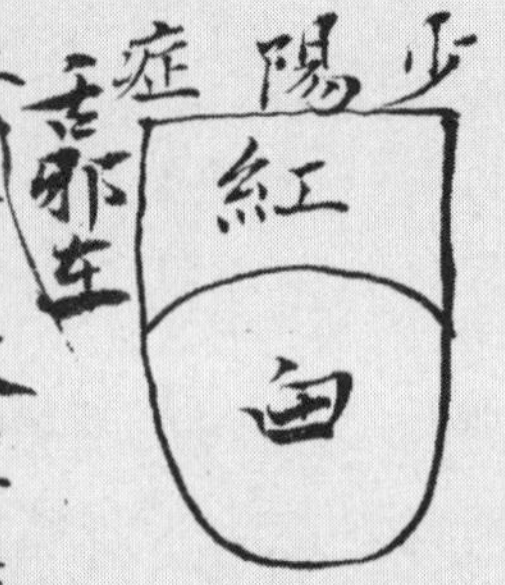

此症半表半裏脉弦身寒熱耳聾口苦脇痛等止用小柴胡祀悶湯和解之附

子腰子等症用魚[illegible]樟樹上生七星草新瓦上炙乾手女[illegible]吐[illegible]口津和

匀敷患上候血[illegible]愈約一刻許效

閃腰方附七星草圖

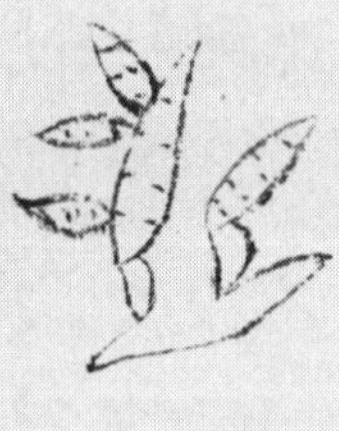

連根附樹皮用

十七

淡白透明舌形　第十八圖

元虧舌透明　久病老年生
元氣已虧虛　藥傷心胃極
胃或傷于藥　補中益氣平
補中益氣湯　加減効而除

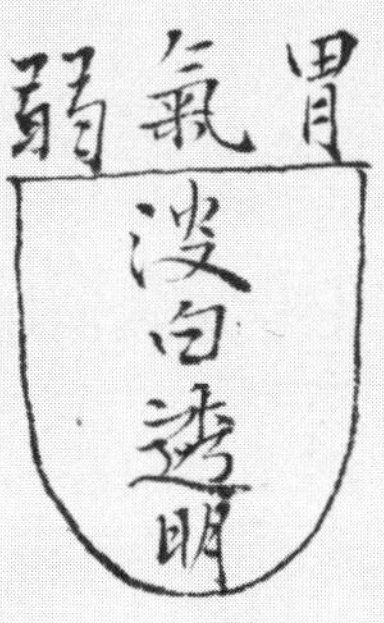

此症因風寒病久或因年老胃氣虛弱或多服湯剤致令心虛胃弱元氣虧損或口淡無味宜補中益氣治之或目症加減則安

白胎中双灰舌形　第十九圖

白中兩路条黑　病呈金色

全能生水明

火土如無氣　四逆理中隨症陳

少陽症

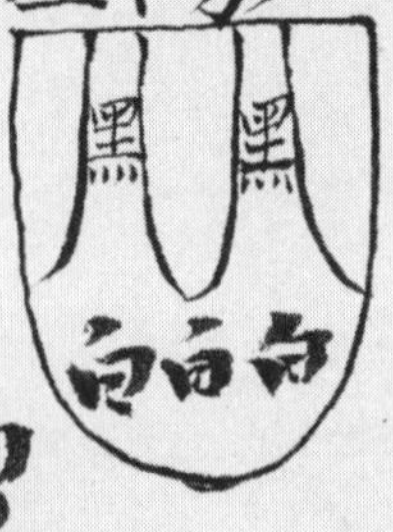

此症舌白胎兩畔黑色兩条乃太陽少陽邪之入于胃曰金水太盛而火土氣絕無制

手足厥冷胸中痛結理中丸四逆湯隨症加減用之如邪結在舌根咽

嗌不能言者死症也　張氏舌鑑理中合瀉心不用四逆未知孰是明眼正之

附祀吐血壺勞仙方用六七个人頭髮必要三二十歲的用湯綃包扎

白水洗不見油為度放漿水內煮吃半月餘愈

十八

左白胎舌形

陽明症

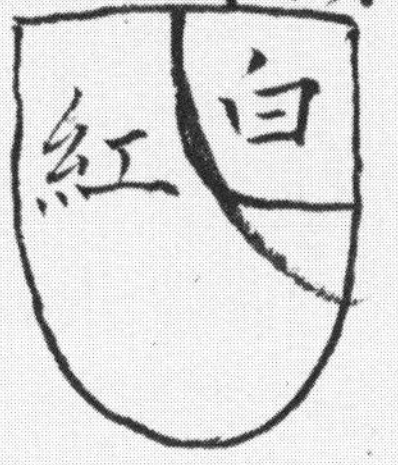

苔白在左邊
舌上左白胎
不離半表裡
表盛宜發散

第二十圖
邪傳兩偏熾
經絡直中貸小柴煎
表盛白虎湯

此症舌左白苔乃寒邪初中左邊經絡偏勝故邪熱結在左邊致而盡
今表證白苔如此也自汗出者不可下宜白虎湯加人參三錢同湯服或加葛根
即效

右白胎舌形

少陽症

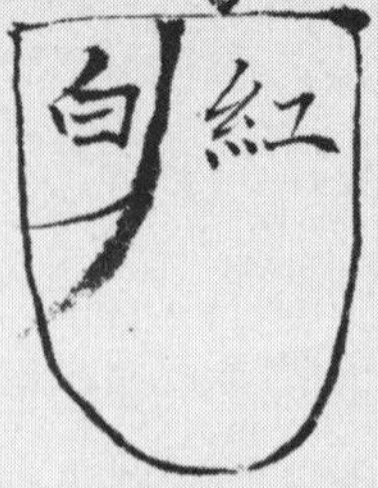

白苔生右
舌丹者白胎
欬如引脇痛
邪在半表裏

第二十一圖
非傳身左乘
五四日中來
小龍湯
和解小柴胡

此症乃邪中右邊經欲內甚又半表半裏病宜小柴胡湯治之 加茯苓
如欬嗽引脇而痛則小柴胡湯不可宜小青龍湯治之

十九

臟結苔舌形　第二十二圖

厥陰症

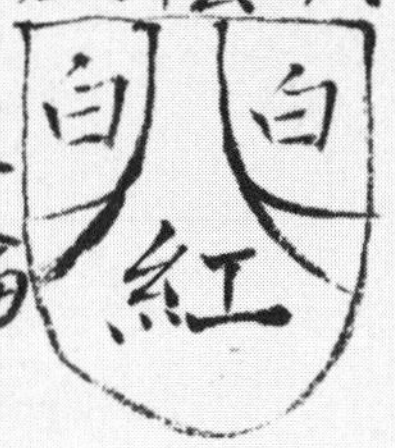

左右白兩黑胎

臍下引筋痛

結胞下利災

臟結總堪哀

說死直不誣

此症舌不論左或右半边白胎或一半边或黑或老黄者寒邪結左臟者重結左咽者不能言語有輕結者可刺関元穴用小柴胡湯解

白參半

其結胞症下利而寒不熱反淨此臟結症者必死也

白苔变黄滿故舌形　第二十三圖

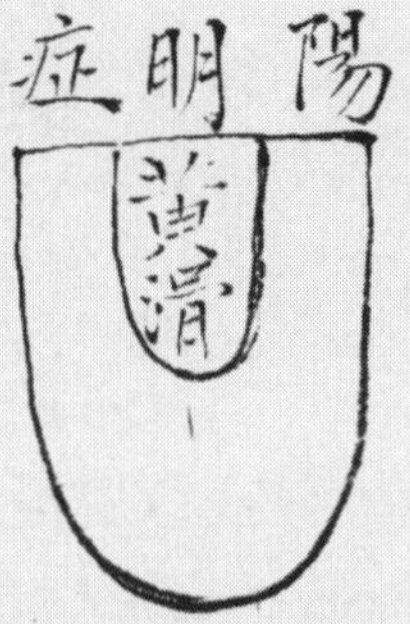

白苔生黄滑滿故　陽明裡症已明　大柴依張氏舌鑑

表罷仍未轉矢氣　當用大柴爭

恭氣下之半而轉　以大柴胡湯

此症乃太陽少陽表邪已罷初見陽明症又遊矢氣故下之則安

二十

白尖中赤黑舌根形

里根苔尖白
症見身血味
傷冷症渴煩
邪毒一來甚

第二十四圖

陽邪傳腑咨
者由黑根時
五苓撐
人參白虎施

陽明症

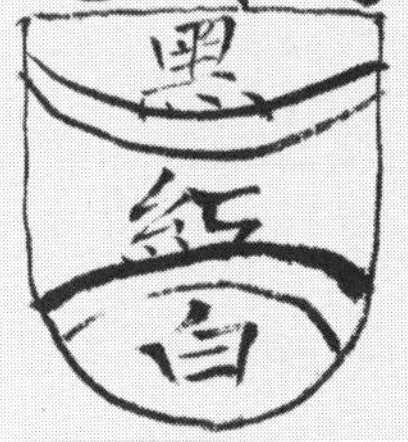

此症經傷冷飲也乃水停津液煩滿而渴

此症舌尖白苔二分根黑中紅一分見有身痛惡寒不飲水及身熱（然黑多白少）而渴而利者五苓散自汗渴者白虎湯下利（而煩渴）者解毒湯□問危症也

白胎尖紅舌形

第二十五圖

少陽症

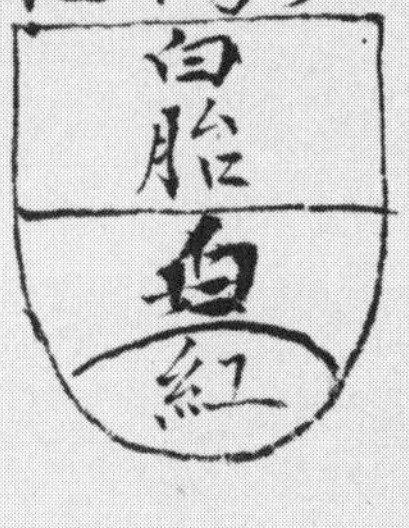

尖紅苔滿白
者以顧湊甚
加減小柴湯
汗後防無汗

少陽邪復客
又因表受寒
和解即為適
有時小柴先盛

此症滿舌白胎而尖有鮮紅者乃邪內熱血先盛受于寒邪從太陽經而轉
症無汗或有汗者從入少陽經小柴胡湯加減治之

廿一

白胎中紅舌形

第二十六圖

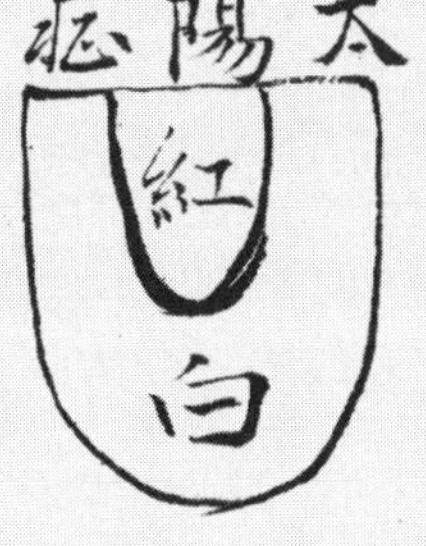

白苔中心紅赤
太少二陽病
原浮有餘熱

汗不宜攻
表邪初中經
和邪熱
清熱解表功

此症舌乃太陽初傳經之症也如太陽經在表無汗者汗之有汗者解肌在太陽經之裏者五苓散加減治之少陽經之表者小柴胡湯加減和之

白胎中双灰色舌形

白胎双灰舌
理中四逆用

第二十七圖
邪兼冷積攻
將舌變為凶
而下復溫中
否爾必幽冥

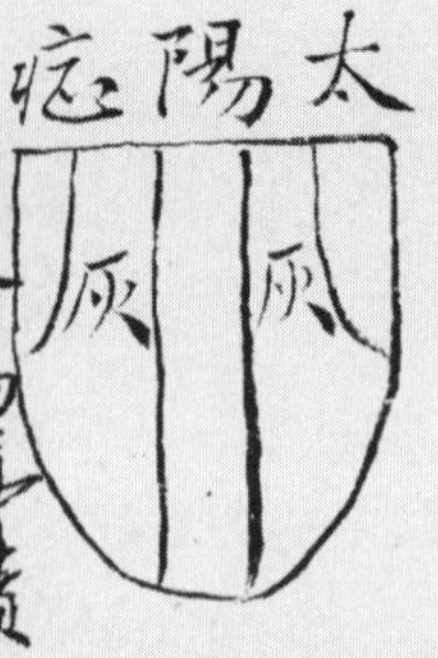

舌冷物傳積于津

此症如過七八日見此舌者舌上有津可治無津不可治如裏症並有可下者則可下之可溫者中理湯四逆湯溫之次日舌上無

此二条灰色舌安也

廿二

白胎尖舌中紅灰舌形　第二十八圖

灰根中外央白　邪正兩相干
冷食臍結　黃芩解毒安
者少胸中少　方保此人痊

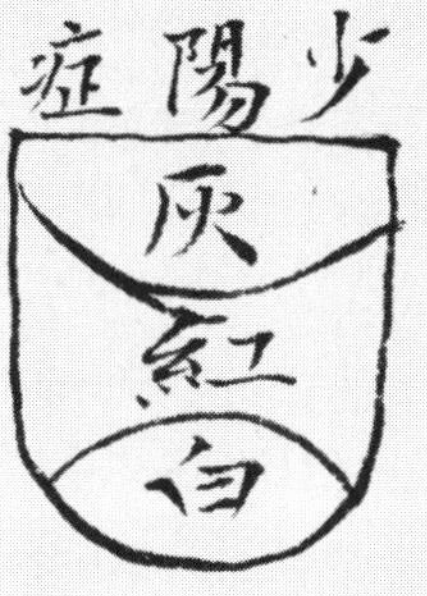

張氏舌鑑用白虎黃芩解毒等湯方為合法

此症見此舌無危有症脉有神用柴胡湯加減治之要灰如根多

白尖少中不甚紅者最難治之

白胎尖黑根黃舌形　第二十九圖

尖白胎根黑　中黃多有吉

目赤潑　茵陳湯去朕

倘渴而甚黃　靈丹非有益

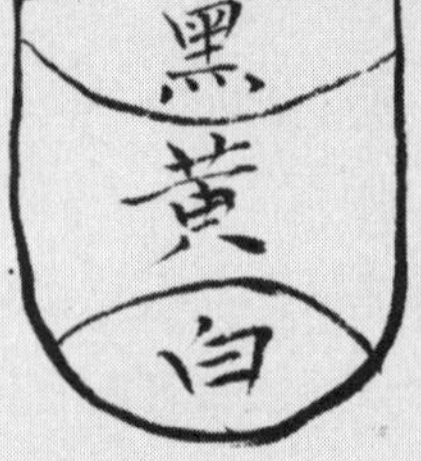

陽明症

此症乃金水太盛如根黃色甚多者目黃小便黃者土有氣也可治

以茵陳葛湯加減治之

白胎尖黑根又黑舌形

中白根尖黑
黑如蔑白胎
不須施治法

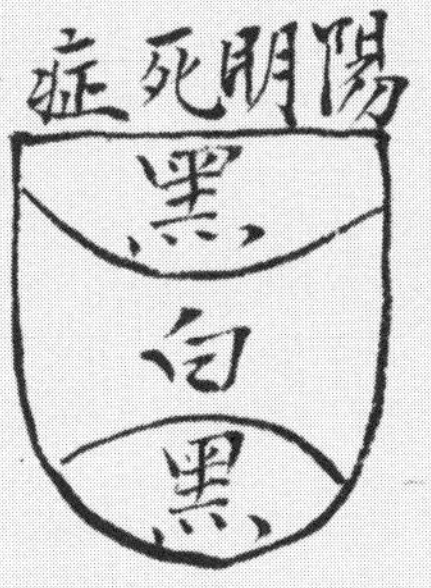

第三十圖

五候十分死未
根黑早赴泉臺
急辦買棺材

此症舌乃火土吞氣絕于內雖無凶症亦難治土金水太過以致如此乃死症也（實無治法）

紅舌總論

夫紅舌者瘟舌也瘟舌者瘟氣內傳于心胃自裏而達于表也仲景云冬傷于寒至春變為溫病至夏變為熱病此乃又感四時不正之氣而變也故自裏而達于表則舌紅而赤老幼男女少長沿門合境之內所病相同是也故不用麻黃湯桂枝湯等類治之止可微踈于外宜敗毒散升麻葛根湯類解之何也蓋以舌紅時者火之色也因熱內蓄心胃不和調治又多食則更助其邪熱內蒸故舌紅而赤然有微甚亦有目赤面赤而舌瘡余今分辨赤

卅四

舌有三十三舌圖共是病有輕重有微甚內現于舌之根尖
即舌之中下舌之左右舌之瘡蝕爛舌之重垫舌之腫脹舌之瘍
瘌之癒
細舌之長短種種異形此皆瘟毒火熱蓄化之所為也其所治者
亦有不同也當解者內解其毒當砭者砭去其血毒隨血散當刺者刺
若論湯液
去其毒瀉其本也湯者丸大小承氣湯大黃連解毒湯三黃石羔湯等
而解涼而解之比類而推可也
類治之甚驗瘟症之裡者目下引散或奔熱不可不察也余且愚見
以俟

純紅舌形　　第三十一圖

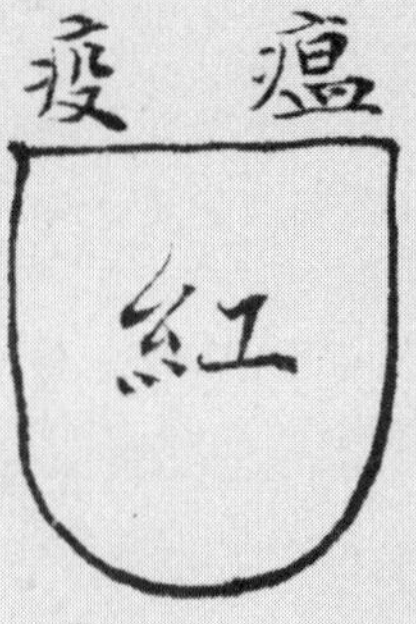

滿舌純紅色　瘟氣已初傳
透頂清神散　吹鼻嚏即安

此症舌見純紅者乃瘟氣邪熱初蓄于內不問何經宜透頂清神散吹之体再診視何經見症宜加減敗毒散升麻葛根湯等治之

廿五

紅中黑舌形　第三十二圖

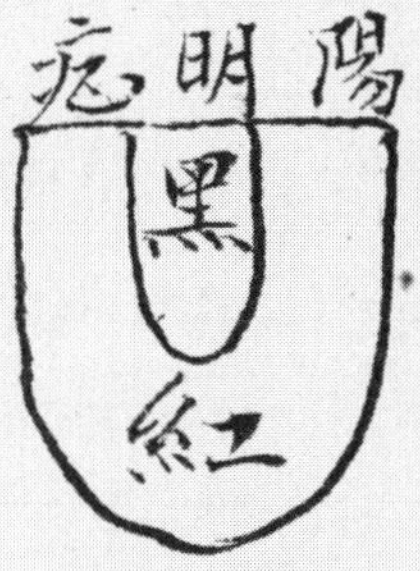

心乃南方火　中間坎水居

邪氣已入裏　柴胡涼膈散

（旁注：瘟　初　大柴祛）

此症舌見紅色內有黑形如小舌乃邪熱結于裏也致令君火燔

（旁注：瘟毒　胃　致）

熾火極似水反兼水化故黑色見于舌中此病六七日也宜涼膈

（旁注：之內　經）

散狂譫語煩渴甚大柴胡湯如轉矢氣同調胃承氣湯一下即安

紅上有黑斑點舌形　第三十三圖

舌紅〻又甚　小〻黑斑點星

熱毒乘虛入　化斑湯可救最靈

陽明症

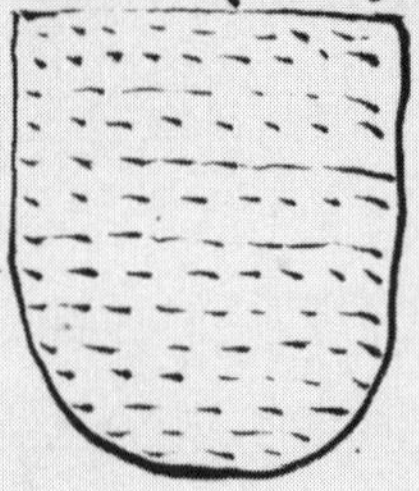

此症舌見黑小星于紅舌上各乃瘟毒之邪熱乘虛火而入于陽明胃經蓄熱則發斑矣或多上六道有紅黑斑者宜用玄參升麻湯化斑湯加減治之

紅内黑尖舌形　第三十四圖

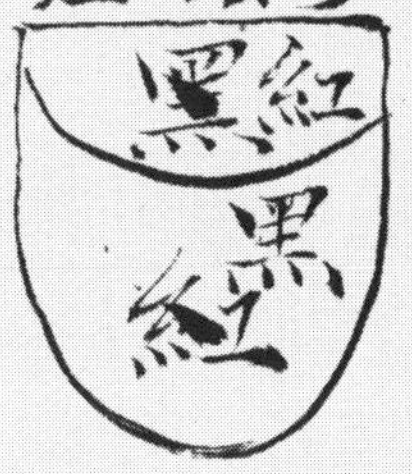

少陰症

紅乃心火色　反制黑為災
水火相刑處　竹葉石羔丸裁

此症見此舌為順其尖黑者水來尅火明矣是足少陰瘟邪熱乘于手少陰經也宜用竹葉石羔湯治之

紅人字紋舌裂形　第三十五圖

紅舌人形裂　君火內燔爍然

大承氣　陽明不早痊

涼膈散宜服　下之外面安

陽明症

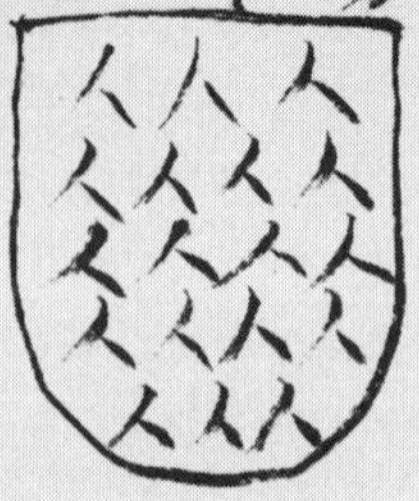

舌

此症舌見紅色甚而又有人字紋裂者乃手少陰君火被陽明邪熱毒炎于上故舌現人字紋也宜服涼膈散如渴甚轉矢氣者用大承氣等類治之

第三十六圖

紅虫蝕斑爛多又下若何

小承氣可麽

紅虫碎舌形

少陰症

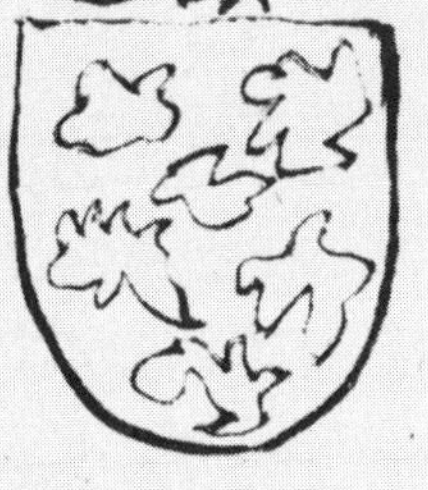

舌深碎
色現絶紅色
水不能济火
坑凹如蟲蝕

此症見舌上紅色更有紅點坑爛如虫蝕之狀者乃火在上水在下水火不能既濟熱毒熾盛故也不拘日數宜用小承氣湯下之不退再換大承氣下之旦為上策也

紅中乾黑舌形

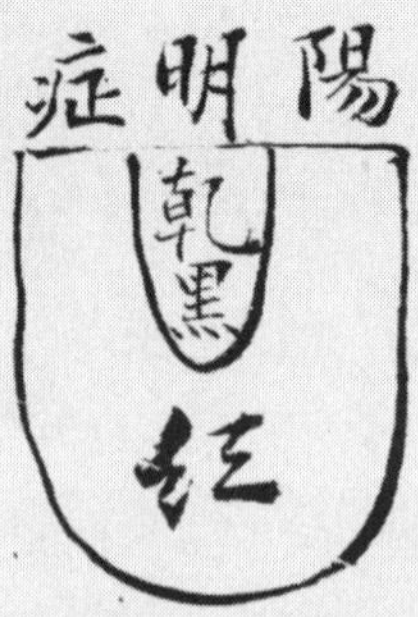

乾硬中根黑
調胃承氣好

第三十七圖
溫邪爍
熱毒火平金
涼膈而良藏
下後顯神功

此症舌現紅色內有乾硬黑色以指甲括之則有声者乃熱毒熾盛甚燥糞結于大腸金受火制不能平木使火極似木亢則害承乃制之急用調胃承氣湯治之則安

廿八

紅斷紋裂舌形

少陰心經

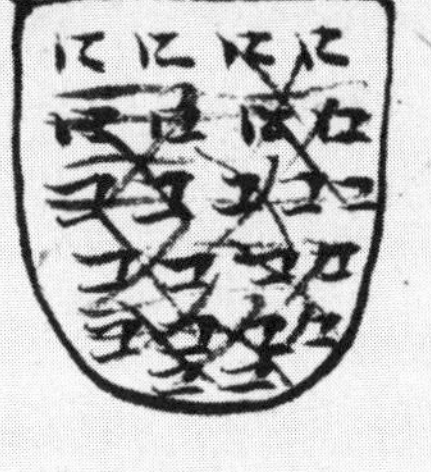

相火乘君位
藏焚津必潤
赤甚斷裂痛

第三十八圖
紋乾鋒裂全
炎有五可當
解毒有黃連
三黃麥冬湯

舌乃心之苗心爲（爲）君火又相火來乘君位致令燥而紋裂作疼宜清三黃麥冬湯或上致凡噙之則妙

紅內紅星舌形　　第三十九圖

紅舌見紅星　湿熱鬱　火勢攻脾經

將欲發黃斑候　茵陳加五苓

太陰症

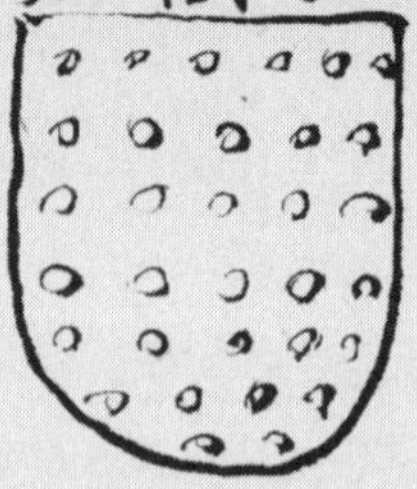

此症舌見淡紅色又有大紅星點突起如瘡瘰者此皆少陰君火假邪熱入脾土土中湿熱盦而欲發黃之候也蓋因初病失汗致此宜茵陳湯五苓散加減治之

艽

紅中通黄乾舌形　第四十圖

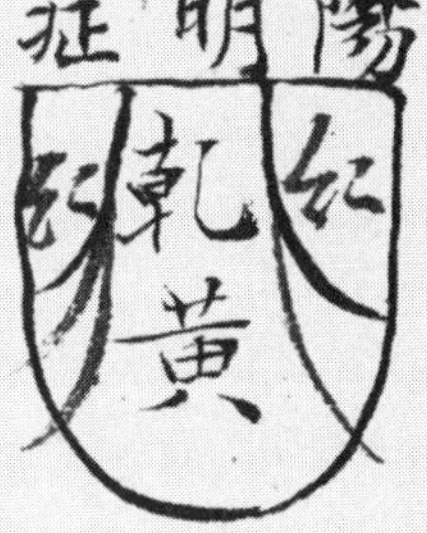

舌紅中黄通乾中　裡症最的端
滲濕黄　泄而
恰用湯承氣　下後即安

此症舌黄色乃邪熱入于胃，胃屬土，土色黄，故黄色現于舌，乃土乘火位子在也。宜濕熱為病，心火發黄，外症目俱黄者，即用茵陳湯加大黄梔子等藥下之

紅舌黑根舌形　第四十一圖

陽明症舌

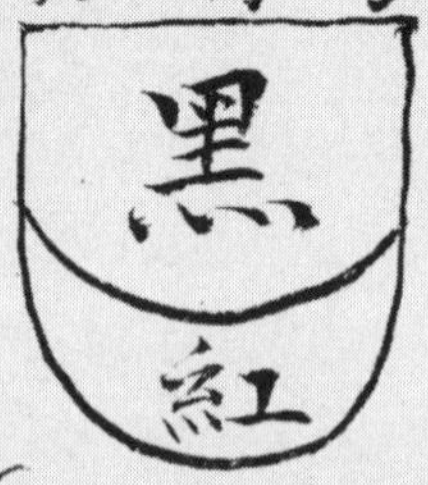

紅尖黑根多　此症莫蹉跎
隄防三五日　結咽瞑目何漸變里
急用涼膈雙解兩散微下若至
此症乃瘟疫傳染四五日後火極似水亢則寒氣甚深邪結于咽
目瞑脉絶油汗者一二日内必死也不治

廿

紅中微黃乾舌形

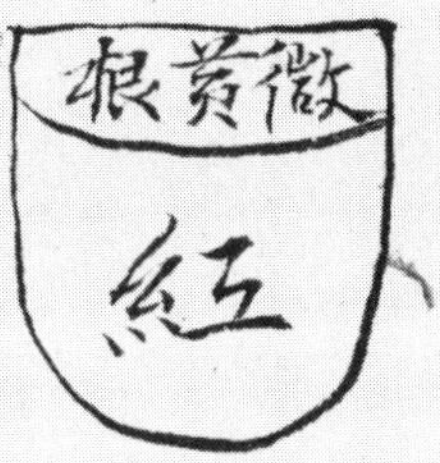

舌根上微現黃　大黃茵陳梔鼓

第四十二圖

濕熱胃中央
方兼通泄康
毋涼臥時安

此症舌乃邪熱入陽明胃經若頭汗多涼小便難宜茵陳梔鼓等湯治之

紅中微黃有滑形　第四十三圖

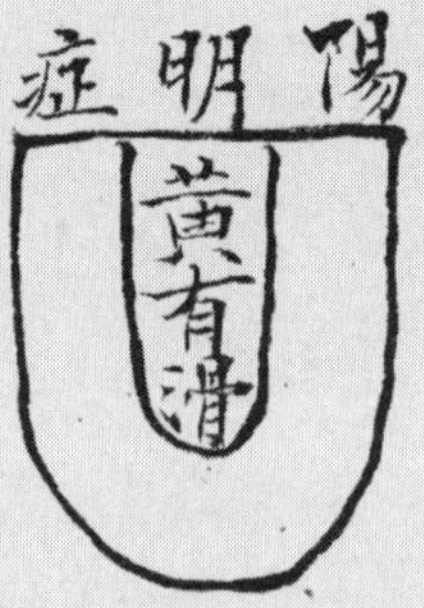

舌現微黃且滑　邪入陽明裡

輕則用大柴　重必大承湯　兼症加減幾

此症五六日有此舌是陽明症多如脉沉實譫語轉矢氣反惡熱調胃承氣湯加大柴胡湯亦可也亦有紅色舌中見黃胎無滑而少乾耳此因邪熱內甚也急用大承氣湯加減下之不可遲也

紅中灰根舌形

瘟危症

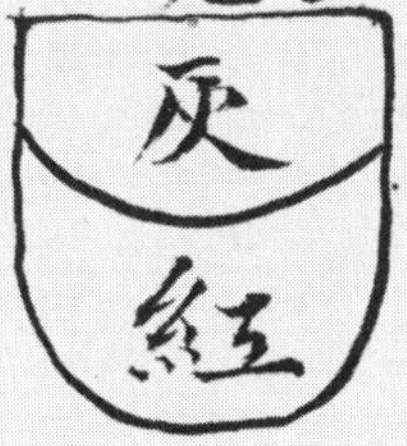

二三日灰根

雖然無惡症

第四十四圖

其邪已入深裡

性命必歸陰

准備莫遲延

此症舌現灰根者比黑根少一二日也若然必邪黑深乃漸〻見黑根矣

即脉參有無症察輕重亦難免于死也

紅中淡黑舌形 第四十五圖

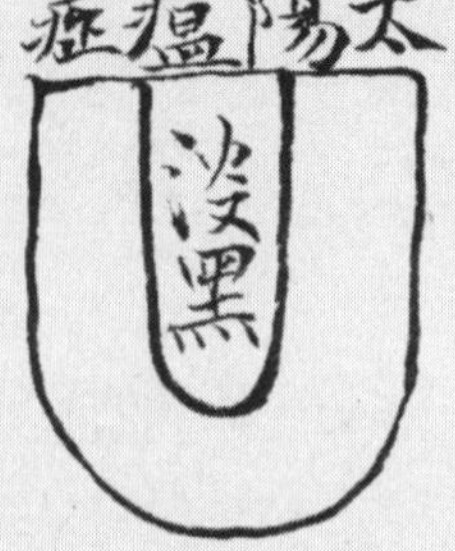

舌紅淡
淡々中淡黑 雙解表邪未罷攻
汗罷須濡下散 直
解毒攻解毒 煩燥糞視凶

此症舌本紅中淡黑色而滑者有如惡寒有表症雙解散加解毒湯
各
柄半微々汗之汗罷急下如結胸直視煩躁者不治

廿

紅子脹舌形　　第四十六圖

舌下生重舌　心胞火勢狂

砭之三五次　大黄瀉心湯

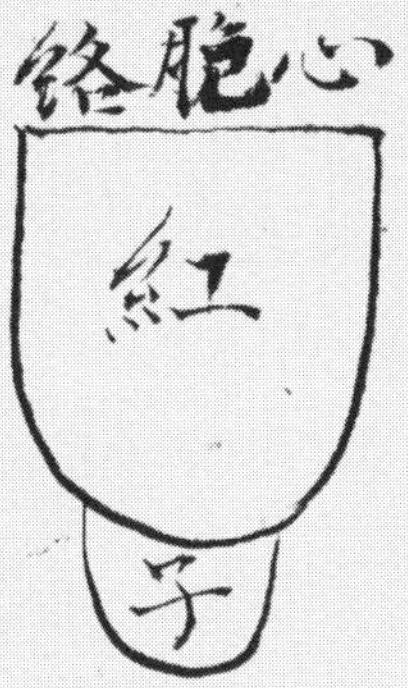

此症怪異舌下生一小舌名曰子脹舌乃心火胞絡熾盛致令舌下重生又曰重舌宜砭之三五次溫其火勢[illegible]毋用大黄瀉火湯降火為妙

紅木脹舌形

木舌脹滿口（舌盈）

刺去毒惡血

第四十七圖
此〻湯水難
飲食不能飡
紫雪上清丸
然後用神丹

陽明瘟

木脹

此症舌脹滿一口湯水不能進藥豈能進乎宜刺去惡血三四次然後用

硝黃

神丹下之上清丸紫雪等藥徐〻再嚼化有功[illegible]日神丹宜去三五碗血

方妙一二九砭之不退再日再次砭更不妨以平為愈

廿三

紅舌紫瘡舌形　　第四十八圖

舌尖紅瘰瘡　君心火勢甚狂

瀉心火術可慢　解毒又相

遲熱便當危

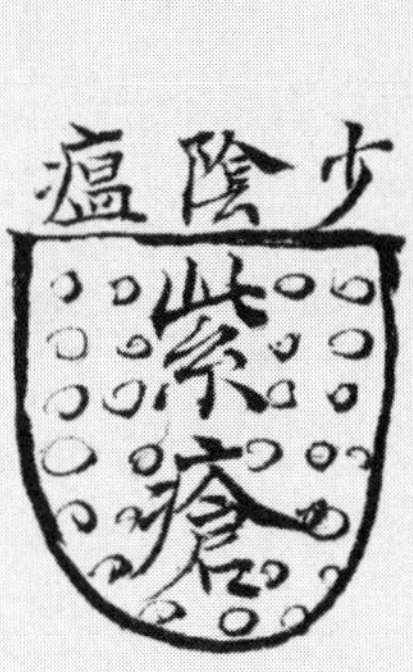

此症瘟疫見此舌者不惡寒作渴煩燥或咳有變宜解毒湯加玄

參薄荷等藥并益元散治之如無尺脉必死戰慄者亦死脉不短

促有天脉不戰慄者得生或不得生

紅長脹出口外舌形　　第四十九圖　　紅脹諸舌形

舌䑋（音冉）不能收　心火外虚浮　心經熱毒刑

安神硃砂散　驚之亦可投　急宜砭去血　當用瀉心靈

少陰瘟

長大脹

此症舌長大脹出口外是熱毒內乘于心經壅致塞（令壅）食安如此內服瀉心湯外從去血（恩）再用梅花片腦（人中黃）二三錢散于舌上而愈（佳蒲黃亦好）如此三五日不應手而已

卌四

紅瘮舌形　瘮音滲　舐同舓

瘟死症

紅

瘮舌舐　心經病為英

弄不時頻出口

第五十圖

安神要火藏
心神外發彰
解毒加地黃
此症必多殃

此症舌弄而頻出口餂至鼻尖或上或下或口角左右俱有之　[illegible]矣

也可服安神湯効則妙不然死症也

第五十一圖

紅瘻舌形

瘟死症

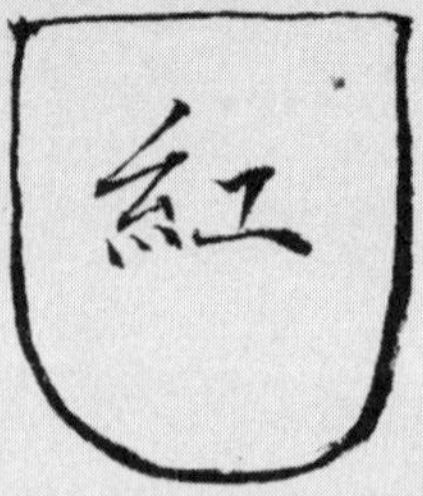

心臟
只經傷心臟
當參何脉症

內伏砍
瘦涎之也攻
施治必相當
臨機應六中
經之氣先虛而瘦涎內
二症

此病舌瘻軟而不動者乃是六陰襲于心臟當參脉功驗是何所
傷而施治法十有救一二人也

廿五

紅硬強舌形　第五十二圖

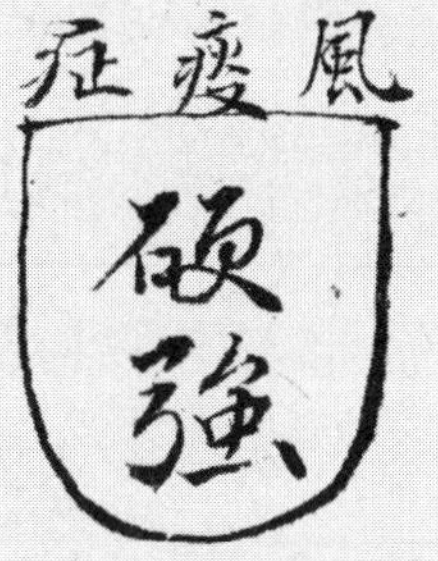

舌根紅多強硬
輕症風痰襲
感寒有此症

失汗語音難
二　安
膽星橘半夏

此症邪入舌根致令強硬則失音或邪結于咽嗌以致不語者死症也如脉有神而症輕者用去風痰藥清心降火化風痰等藥治之

第五十三圖

紅出血舌形

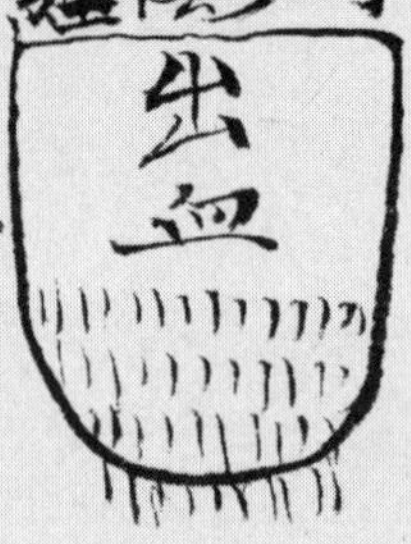

舌紅出血濺不止　心經伏熱揚

如線潰瀉般　榮中乘火識　犀角地黃湯

此症舌尖出血如濺瀉的般有勢如吐血乃心藏邪熱壅盛所致會然

也宜犀角地黃湯四生丸還用四物湯加三七妙或鹽醋沖湯嗽（參用大黃黃連瀉）

口五七次効

卅六

舌左墊舌形　第五十四圖

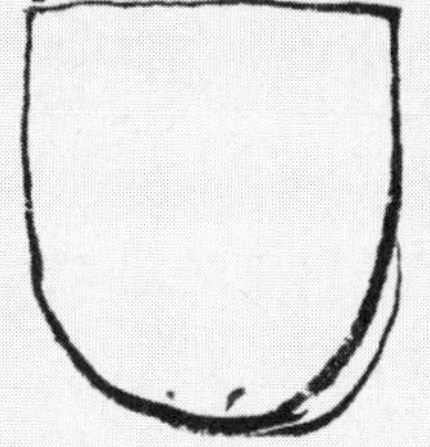

左墊舌而聆

邪在左　胞絡左边傷　聆音禁切　舌噤同

瀉火祛風藥　仍砭暨惡血良在痛　厥陰心胞絡經主

此症舌上上墊舌左乃心胞絡受邪熱也　是边出者即左边經絡

受邪也亦砭之二三次仍服防風通聖散等類治之

聆音近聆者乃舌之下生病也

紅中双灰乾舌形

舌紅中双灰黑
下而須驗脉
瘟熱多此者

第五十五圖
病經良復還
黑而又且乾
滑濇死生知
長短或立亡

寒危症

舌

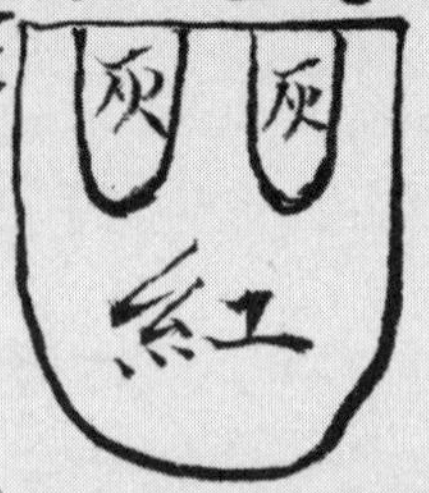

此症見于瘟熱病後不善調攝或再傷飲食致令身熱詁語循衣撮空如
脉滑者一下便安如脉濇伏下出黑糞者死也

紅尖白根舌形　第五十六圖

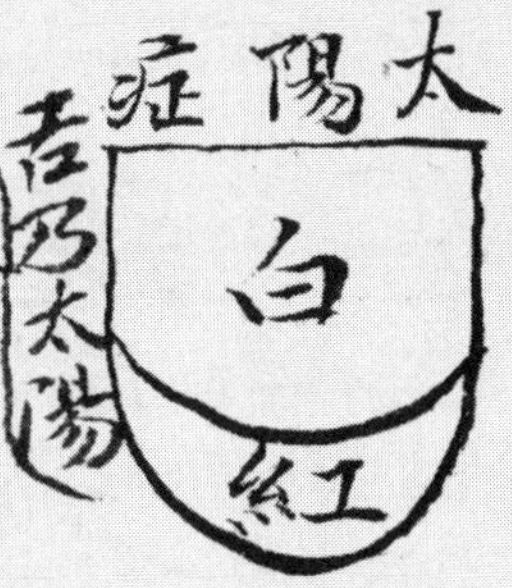

表症二三日
太陽傳裏症
漸漸微煩渴

未曾無汗解之
散用五苓
太陽裡症奇
而也

此症表邪未羅如惡寒身熱頭疼汗之如不惡寒身熱煩渴者此
太陽裡症也五苓散治之

紅戰舌形

第五十七圖

舌戰心虛弱多汗即亡陽

少年壯無汗此原恐

老年衰大補湯

婦人瞤動顫掉不安或

弱者此傷

心虛症

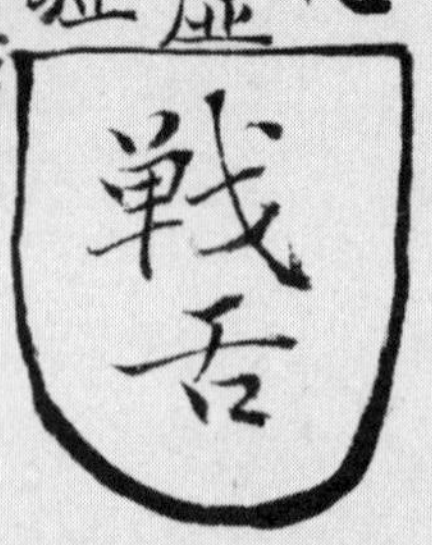

此症因汗多亡陽戰慄漏風致令心血虛女人所致血虛體虛少壯人無人有之

此發萎者有之老弱舌

張氏舌鑑用十全大補大建中陽等治之或可救者

廿八

紅細長舌形

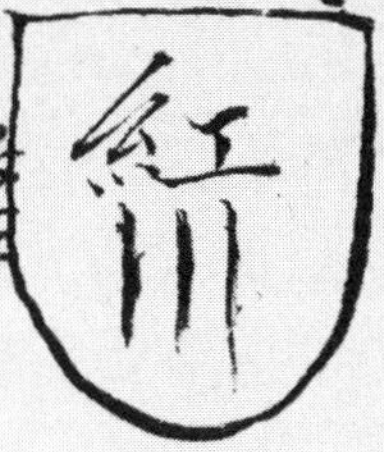

紅長瓜瘺
瘦細病良舌
無論如何
寒熱皆此症

第五十八圖
絶心氣色無多
莫
靈丹無奈何

此症現者從無化症脉再衰絶朝夕恐難保也乃少陰之氣已絶于內而不上行通于舌故令舌細長瘦長心氣不通于舌是也靈丹不治

紅右熱舌形　第五十九圖

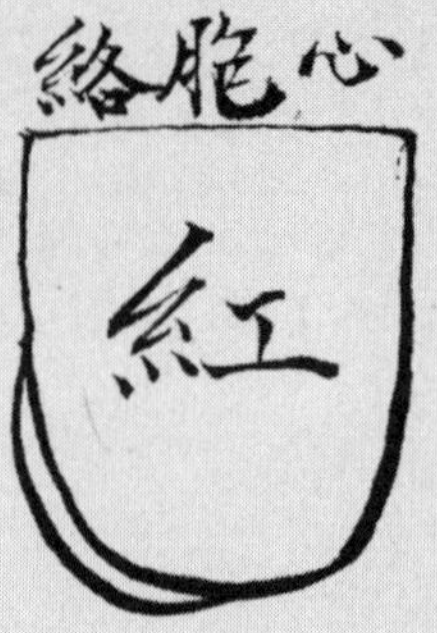

右熱右边火　因火汗勞傷

急針三五次　須將後旋涼

噙藥鹽搪嘗咸

此右边舌下生熱舌也所右边經絡邪熱壅甚故也此症急宜砭

之如前左熱同法治之

卅九

双墊舌形　䑛音壞　第六十圖

一口三䑛舌　醫家少見遇者莫慌

急令砭去血　須急用瀉心湯

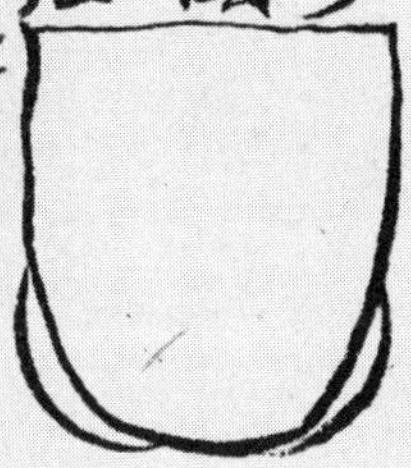

此症乃心火壅甚太極左右經絡俱有邪攻故兩边舌本俱生墊舌此急宜砭之仍用三黃瀉心湯等類治之効雖三五次砭之不為过也以平為期

紅中白泡舌形　第六十一圖

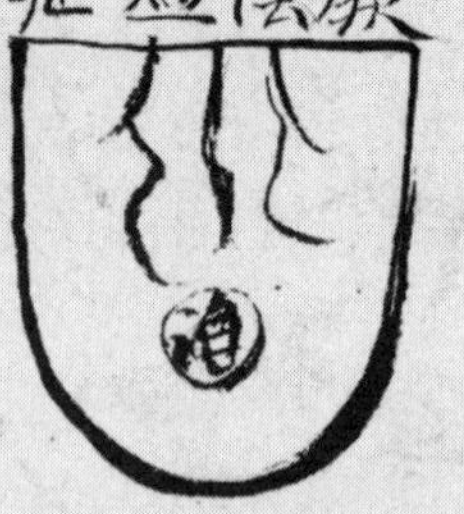

紅中生白泡　舌短口唇瘡

声啞名狐惑　上食臟下肚

此症乃瘟疫強汗傷寒未汗变為此症口瘡舌短有泡声啞咽乾齒無色脣乾煩躁丸節無症桃仁治䘌湯無此症黃連犀角湯雄黃銳散狐惑取其進退猶豫之意。乃論傷寒之壞症仲景傷寒別有論治

舌　枯白　選方症名

罕

紅中通尖黑乾舌形　第六十二圖

瘟裡症

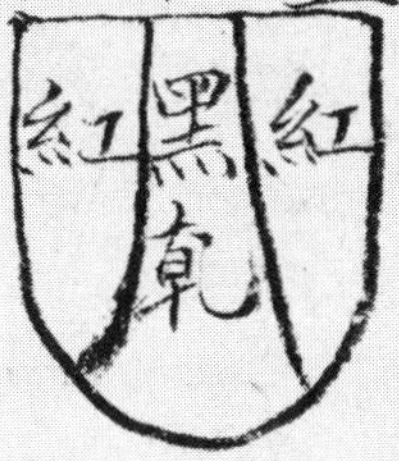

乾硬中心通黑，陽明深熱極十分。
大承氣湯二三下，黃硝是金針，立沒顯神功。

戒服湯藥不禁。

此症舌乃瘟病所有，人不知調治，或失飲食，或不服藥，延挨時日，致令有此瘟紅中心乾黑，乃陽明經瘟病也，急宜下之一二次，少解，再下之，至平和為為期。

紫舌總論

夫紫舌者乃酒後傷寒舌也或(感冒)不藥而用葱酒(姜葱)發汗未出或傷寒已病而仍飲酒或大醉而露臥當風取涼或酒後而雄(快)飲冰水致令酒之餘毒(氣)沖行經絡酒毒(留于)入心(胞)汗雖已出心胞絡內(猶)還有酒毒不盡故舌見紫色是也凡紫之微甚亦毒之微甚況傷寒症變多端又因酒而汗或汗之未出酒毒全在舌變紫(色)是甚(而)又有微白胎是也胎者結舌之根尖左右中間長短厚薄之色紅黃白黑是涎滑乾焦之異刺瘰隔瓣之殊余今已辨成十一形圖

罡一

立其治法于本條之右學者當參其源而施治百發百中萬無一失

此訣法以濟生之無窮矣

亦　一助云

純紫舌形　　第六十四圖

酒後傷寒

純紫

病人舌純紫，心因酒毒傷表汗方斑出　升麻葛根湯

此症舌見純紫色者，乃酒後傷寒舌也。或傷寒在表，不藥而以發酒發汗，未汗而又飲燒酒取汗，致令酒毒入心，心舍酒毒，故舌見色紫。蓋汗表邪熱熾甚，又加之酒毒，愈助其熱，宜升麻葛根湯加石羔滑石等治之，內解酒毒，外解一表邪。若心煩懊憹，當梔子豉湯。不然，必發斑也。

罡三

紫中有班舌形

舌紫又点紅斑
莫將發
不可重加汗

第六十五圖
身斑潰又來
皆因酒喫變
化斑該
三黃解毒兒

酒毒症

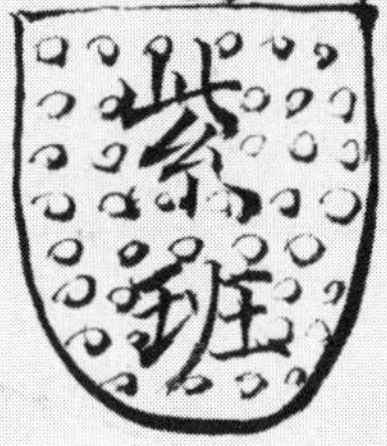

舌渾紫而又滿舌紅班或渾身更有赤班者宜化班湯解毒湯內加葛根黃連青黛等類治之有下症者涼膈散

紫團圓舌形

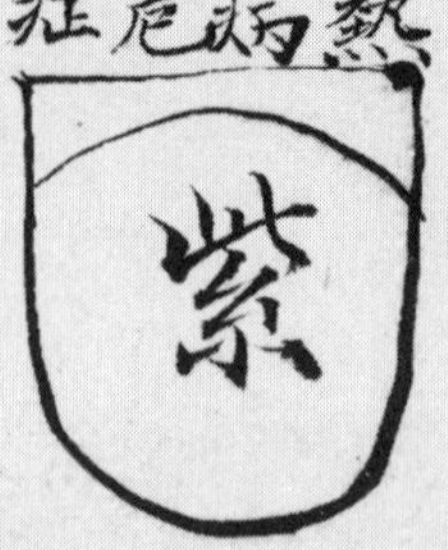

短團
舌紫又紫團
大小柴胡者
難然無惡症
耳

第六十六圓
非沸胃肝
毒氣熱心血
譫聾便閉看
必定甚黃黑

此症少陽經病後耳聾脇痛舌又團圓多熱服小紫胡湯不解後
便閉譫語大柴胡湯下後熱退則脈靜生如熱不退則死無疑也
張氏舌鑑云食滯中宮並傳厥陰急用大承氣下之

四十三

紫短舌形　第六十七圖

厥陰症舌

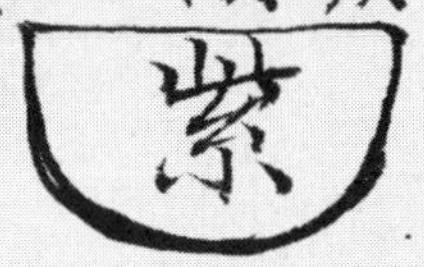

舌短腎囊如縮　譫語又循衣

滑生澁死脉　大承氣下可醫祈

此舌乃足厥陰肝經症也五六日間必至危困也恐邪毒又遺于脾土急即用大承氣湯下之熱退脉靜舌復長生佳者不然則難治也

第六十八圖

紫上白胎舌形

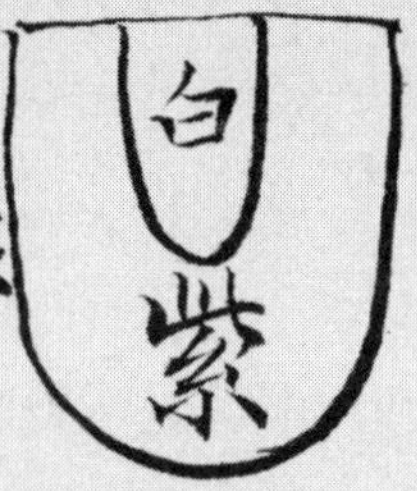

紫舌生白胎 多因酒食 酒後得寒熱 發表

表宜麻葛汁 取汗極乾葛 和又用小柴

紫舌因酒食後得寒邪或傷飲冷酒亦令人頭痛惡寒身熱乃太陽無汗以麻黃葛根湯取汗隨症治之如表解而熱伏不退小柴胡湯和解之

四十四

第六十九圖

舌紫中顯黑青筋

吴萸四逆理中湯

淡紫青筋舌形

直中陰症

厥陰脾經書

脉症絡肝腎

再察陰經症

真陰症

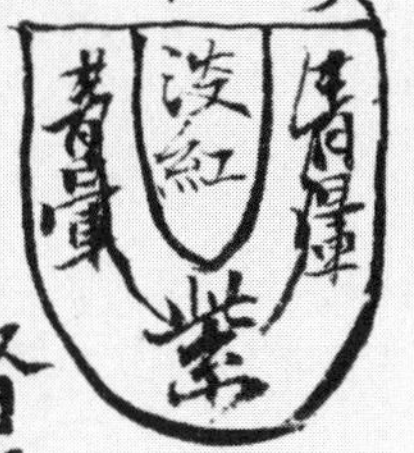

此舌乃直中陰腎肝經症，必身涼四肢厥冷脉沉面黑四逆理中湯治之。然筋色青者邪陷厥陰肝經當合吴茱萸湯爲妙

第七十圖

紫舌赤腫乾焦舌形

紫舌乾焦腫赤　病時誤多食

熱積聚陽明　大柴小承則

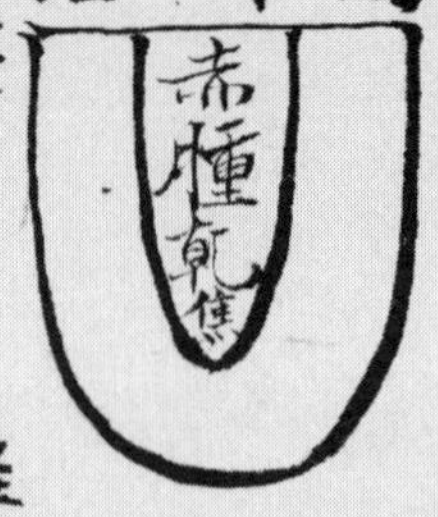

此症是陽明經受太陽邪熱下之則安或又誤食酒肉及麵飯酒等物

復令邪熱重熾致令煩燥結胸四肢厥冷脉沉伏先以枳實理中

丸不效次用大小承氣下之後再隨症加減治之

四十五

紫上黄胎乾舌形　第七十一圖

紫舌上黄胎乾　先傷酒後寒

陽明邪熱也　要以

实秘大承氣　和宜大四柴

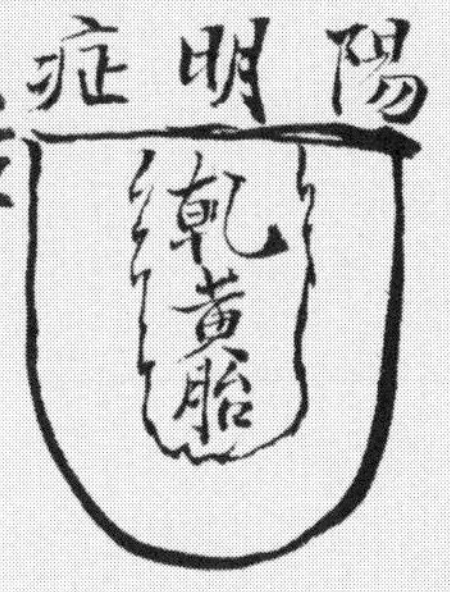

此症乃嗜酒之人傷于寒至四五日舌紫上積乾黄胎者急用大承氣下之如表症未罷必用大柴胡湯治之

紫中赤腫津潤舌形　第七十二圖

紫舌赤腫潤　酒食陽明結聚
汗下復　又汗下急
寒後又因食　致令如此者

太陽症

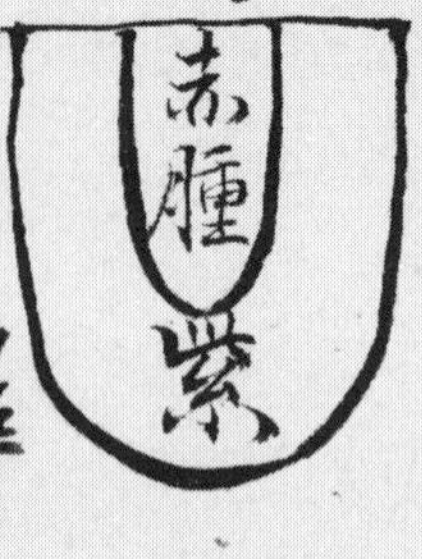

此症乃酒溼傷寒已經汗解病僅少安而即食故乃有此舌也宜
大柴胡湯加葛根等治之不然令致焦黑大承氣湯下之火亢極
急救陰
當從症治之可也

四十六

紫尖瘰舌形　第七十三圖　也炎了

瘟病裡症

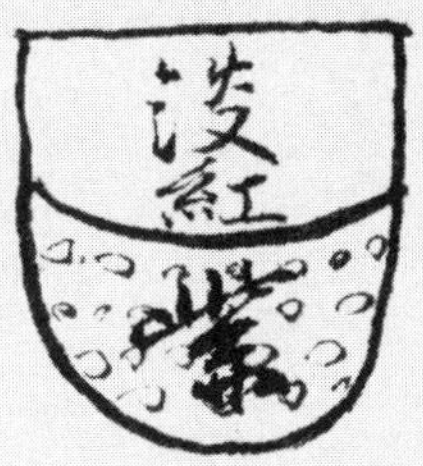

紅舌紫瘰尖　發熱煩躁宛

酒濕咳　添

咳嗽生痰症　小柴橘半湯　不戒酒

此症舌乃寒邪入裏未表則咳嗽生痰煩躁亦因食減酒致令

溼濕傷膽咳嗽傷胃　橘紅麥芽等

如此症宜小柴胡湯加減治之

煮熟紫乾舌形

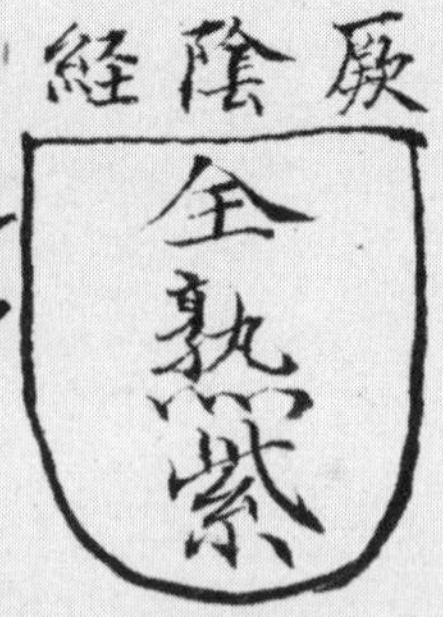

舌紫如煮熟
陰症而陽脉
當歸四逆輩

第七十四圖
此入厥陰中
厥甚自發肉
當歸四逆功
隨之春苦齒

此症舌紫如煮熟者乃邪熱傳至厥陰經至篤也之兆再以脉症參之如陰症
而似陽脉滑者以當歸四逆湯主之

罒七

黄舌總論

夫黄舌胎者乃裡症舌也傷寒初病無此舌何也邪入太陽經
傳至少陽經為半表半裏而無此舌直至陽明經為裡症邪熱太
甚胃土有火火土燥舌乃心之苗見黄色是土乘火之位子居
母地也子能令母實故為實邪宜當瀉之當下之是也初則微黄
次則中黄有滑甚則乾黄焦黄故黄舌余辨立為十八圖立之至
也甚症有大熱惡寒大渴大便秘結譫語妄言結胸痞滿或自利
或因失汗並血日間發黄或如狂蓄血濕熱太甚則小便不利

所致令身目俱黄〻如橘皮東垣云鼻頭色黄小便必難是也宜利

如茵陳五苓散梔子柏皮湯茵陳梔子湯則甚加大黄利之如蓄 葛湯

血在三焦上焦宜犀角地黄湯中焦桃仁承氣湯下焦宜代抵當湯

類如下焦小腹滿硬小便不利大便黑臍下痛凡血症見血則愈 見症

切忌不可與冷水飲之必死醫者亦不可輕忽大凡舌黄症兼重若脈 飲之

長者胃土有氣也故多不死如脈弦下利舌苔黄中有黑色者必 下之則多

死也

純黃舌形

陽明症

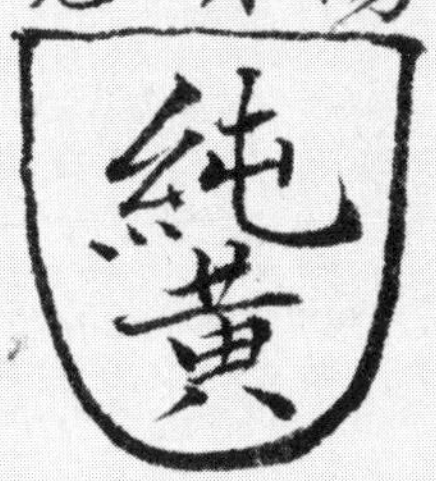

黃胎老舌中燥漸蒯
火乘土之極
調胃承氣湯

第七十五圖

表罷裡入乘陽明由
調胃承氣
大便安寧
調胃承氣

舌見黃胎胃熱之極土色見于舌端宜急下之如遲則恐黃老必變

黑色為惡症候邪深症亦俱下之治宜調胃承氣湯主之

黑

微黄胎舌形　第七十六圖

失汗症

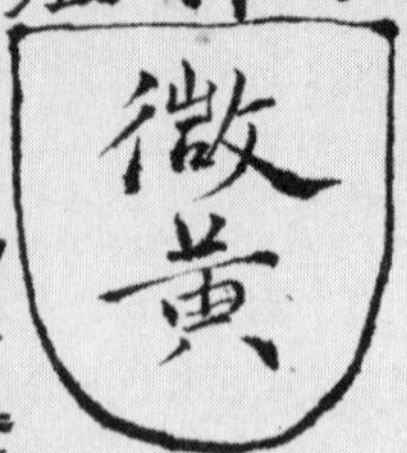

赤舌裡微黄色潤，皆因失汗然初，大柴症

表邪將入裏，双解効勘殊

此舌微黄色（而不甚燥）者，表邪（未）將罷也，裡症初傳（失汗而初傳也），双解散治之，後承氣湯（大柴胡湯）下之也。張氏舌鑑：若身目俱黄，亦用茵陳蒿湯。

·黃乾舌形　　第七十七図

裡症

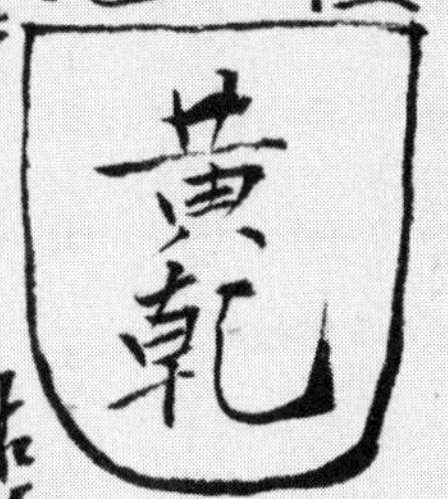

舌黃乾不潤　裡症悉(熱傳)全然
矣氣(急)宜下急　大承氣可煎

此症(舌)已裡(未按國)即宜下勿緩也下後熱退方涼脈靜者生矣如反大熱脈躁(而)喘者死也

五十

黄胎有滑舌形　第七十八圖

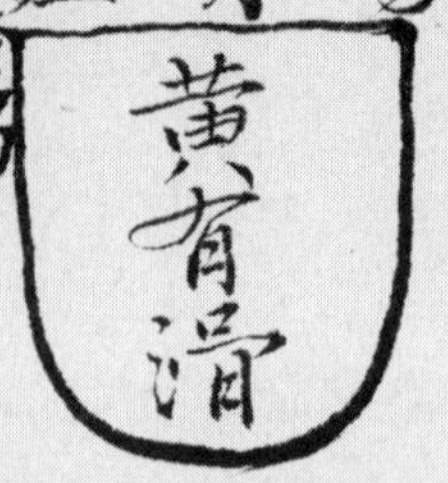

胎黄中見滑，目黄鼻燥，身同黄。濕熱陽明鬱，茵陳梔豉湯。茵陳加梔子，廿服不須服。

此症舌乃陽明胃中邪熱濕鬱，藏土色，胃中發于外，故令身目俱黄，小便亦黄，宜用茵陳梔子豉湯。如大便閉者，不通，安舌雖不乾燥，亦當下之。

老黄隔瓣舌形　瓣用瓣字　第七十九圖

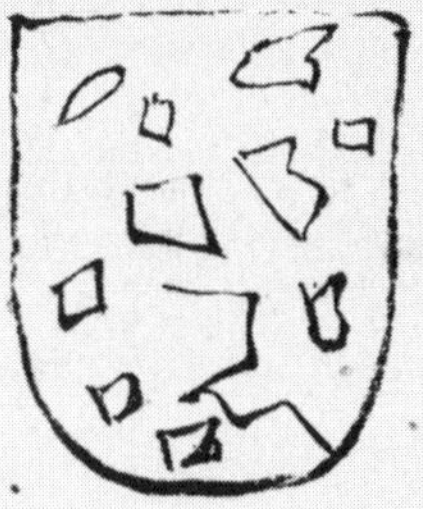

陽明症

陽瓣乾黄色　热毒陽明胃深

下須大承氣湯大小　旦痞必用茵陈

此症舌黄而乾澁而有陽瓣者乃邪热入胃毒結已深矣煩躁而渇者

大承氣湯下之　發黄者急用茵陈蒿湯加大黄下之　如小腹痛有瘀血

者抵當湯　水飲逆者而脇痛者十棗湯　結胸甚者大陷胸湯　陽明

五十一

第八十圖

黄尖紅根舌形

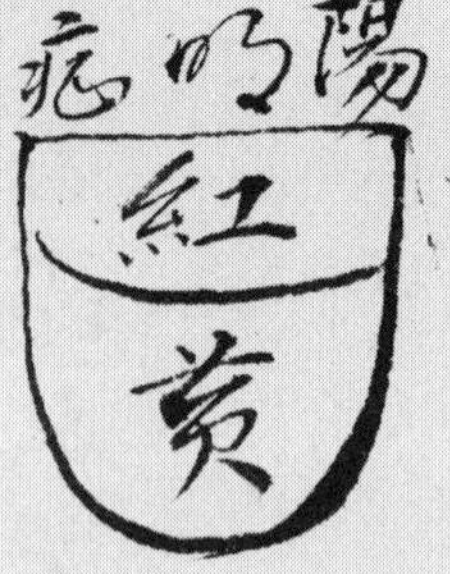

土乘火位（位訪）

陽明症始全

無表祇攻裡（羅）

調胃承氣症（大柴）（前）

此舌乃太陽陽合明太陽症將罷止是陽明症故用調胃承氣湯（表）（裡）

如少見太陽症脉浮惡寒表症双解散大柴胡湯解之（乃未盡）（胡）

黃苔黑斑舌形　第八十一圖

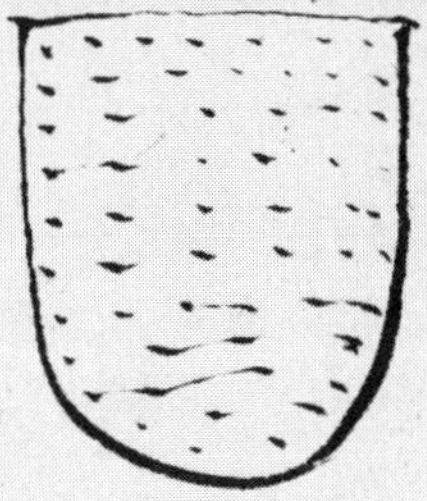

水土相乘火　譫亂語及循衣

大承下而希

滑生脉澁死　下後顯神通　脉滑

此舌黃胎而有黑斑黑亂生其症必大渴譫語身無班者大承氣湯下之如脉澁詀語循衣摸床身黃并班黑者俱不治如十二三求治者亦下之見黃糞者生黑糞者死也

五十二

黄苔中通尖黑舌形

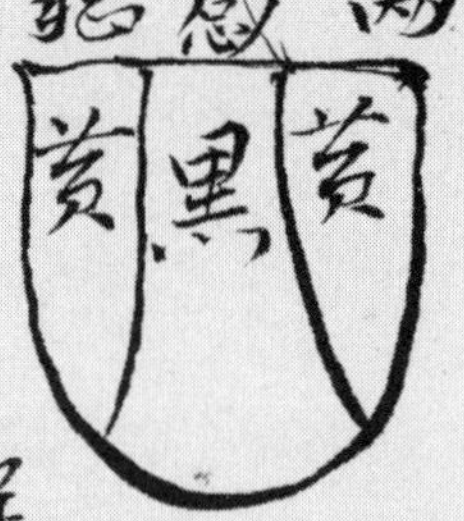

苔黑兩邊黄
根土剋南方
然毒深甚下
表裡看輕重

第八十二圖

寒先兩感傷
兩感痞須詳
調胃承氣當
活法把名揚

此痞舌黄胎從中黑而至尖通黑者，乃水來乘剋土也，火土燥而熱毒最深也。兩感傷寒多有此舌，痞十中九死。惡寒甚者亦死，如不惡寒而下利臭水可治。口燥咽乾而利者，俱用調胃承氣湯下之，十中活四五人。如口乾齒燥形脫者不治。

黄尖黑根舌形

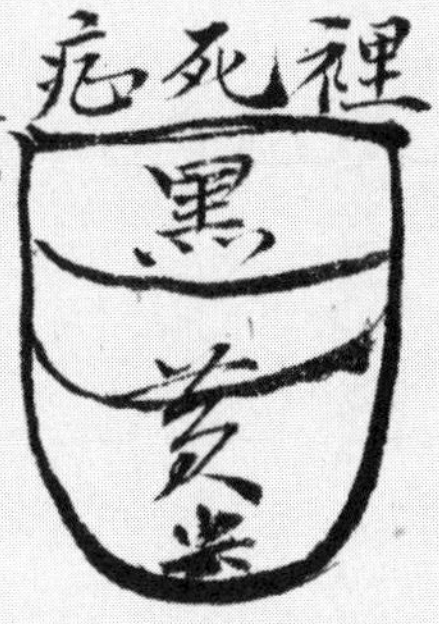

此根黑尖黄舌疮最言逆脉症雖妄恶可中救一二乃水來尅火土不能任

第八十三圖

火亢極土难乘医休下药触用药恐無功

此疮縱舌無恶疮恶脉無有力其人精奥誠恐暴变一时何抱盖以根黑

仁氣竭绝了理矣

多而胃五黄的心無為得生乎

五十三

黄胎黑刺舌形　第八十四圖

裡危症

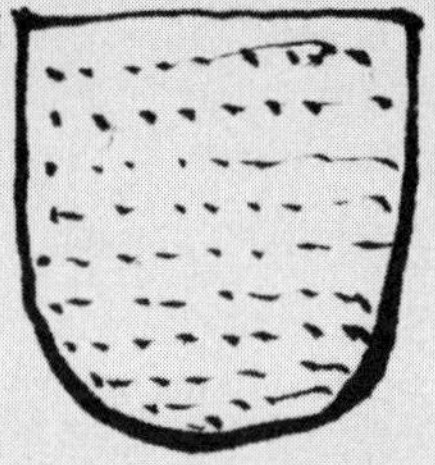

黑刺見黄胎　凶多吉少訣
只宜承氣下
下迎出立決　死裡得生来

此症舌苔老極中而見黑刺者蓋因失汗致此邪毒內陷慎支直中已深十一二可生其調胃承氣湯治之

黄尖灰根舌形

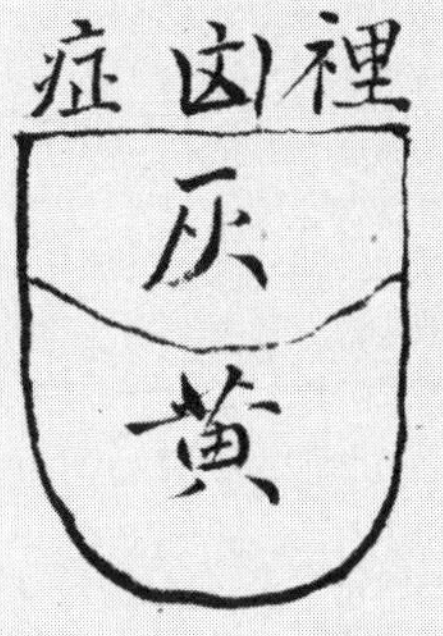

黄尖灰根舌色

陽邪入陰裏分

第八十五圖

轉黒熱未

六七日中深

大柴或可吞

煩燥真視凶

此舌根灰色黒根(尖雖)比黒根者(稍)輕也或少一二日(耳)也如再(過)二三日亦黒根也(矣)難治如黄尖灰根者無煩燥直視脉沉而有力者大柴胡湯加減治之(愈則)也

書

黄尖紅根舌形

陽明症

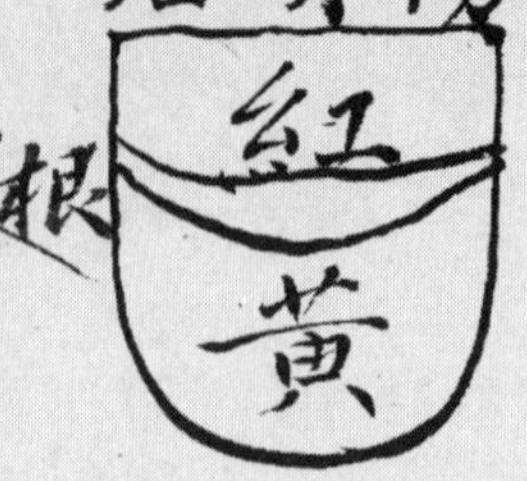

第八十六圖

紅舌有黄尖（解毒黄）
表症（邪入）裡初傳
三黄解毒先（切莫遲）
大柴涼膈兼

此舌紅而黄尖者乃土乘火位濕熱甚（盛）也裡初受症（邪）身熱渴燥大柴胡湯涼膈散三黄解毒湯等藥消息治之解毒即三黄解毒湯

黃胎黑滑舌形　第八十七圖

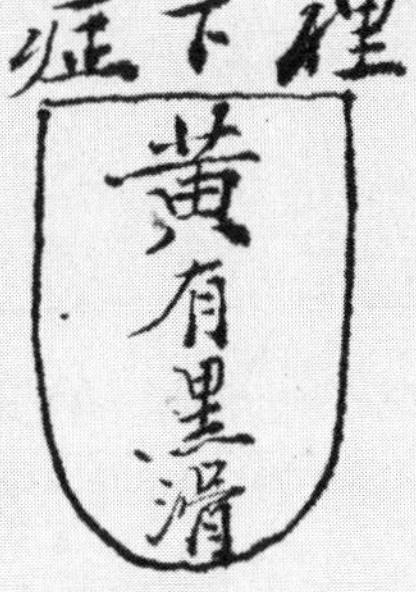

舌黃而有黑滑　裡症已皆全生

二先下仍大熱死　身涼脈靜痊

此舌黃而有黑滑者陽明裏症也若惡具雖不乾燥亦當下之下後身涼脈靜者生仍

大熱脈燥者死也

五十五

黄根白尖舌形　第八十八圖

陽明症

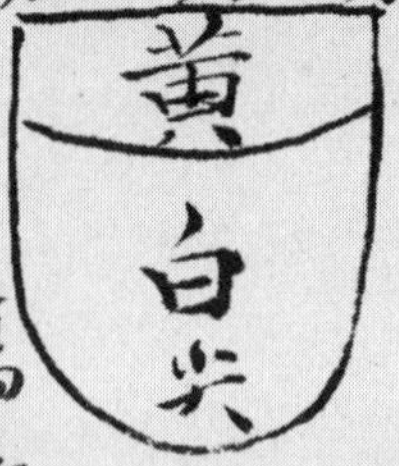

太陽合陽明　表裏初乘傷
涼膈同天水　非藉恐發汗
大柴多的當　有表解肌行

此症舌色乃太陽陽明合病，有之先太陽表邪傳入陽明裏症，即循經順傳也。如有表一二分，必待表盡方可攻裡，宜也天水涼膈二散合用。如陽明無汗，小便不利，心中懊憹，必發黄也，茵陳蒿湯治之。

黄大脹滿舌形

第八十九圖

陽明邪熱甚
症屬發黄候
涼膈或調胃
土濕一
走早居火中
金濕利下
下之顯神通

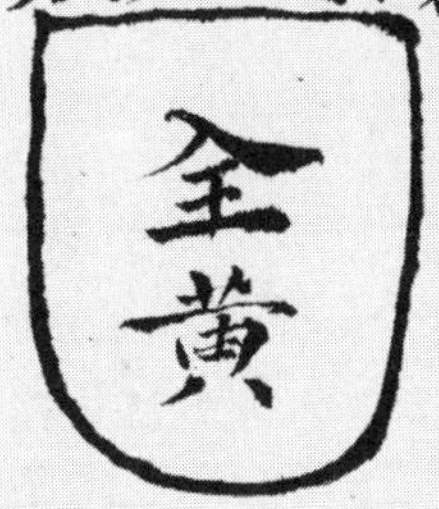

陽明疸症

此舌黄而大脹滿口者乃陽明胃經濕熱上乘君火之位則令人身熱發黄便秘煩躁茵陳湯或葛根湯治之加五苓散如大便自利而發黄者五苓散加茵陳梔子黄連湯等類治之

黃尖白根舌形　第九十圖

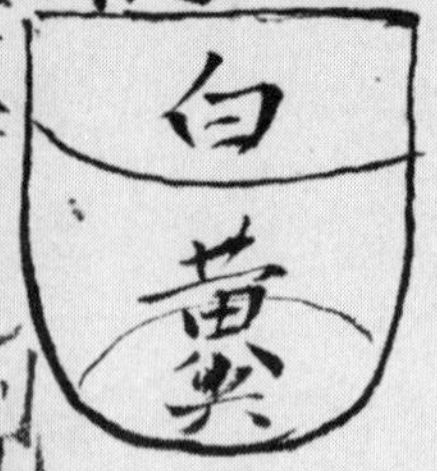

黃尖白根舌　半表裏分明

表裡分輕重衡

少陽陽明症　大小柴胡湯

根白尖黃若色倒見之邪傳入陽明府病若

此舌乃少陽陽明合病是少陽症少而陽明症多故有此舌去用大

柴胡湯治之或如陽明症少而少陽症多者用小柴胡湯治之如有轉矢

氣譫語煩躁去調胃承氣湯下之乃安

黃根中赤白尖舌形　第九十一圖

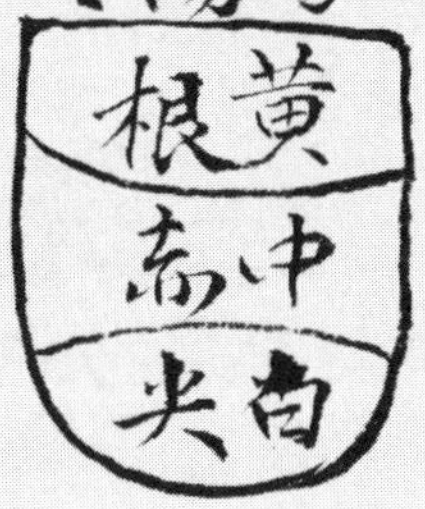

尖白根黃舌　表少裏邪多方
痰食中宮據　大承及夏薑
還須待表盡　防風通聖可

此舌尖白根黃中赤者乃表邪少而裏邪多也必待表盡宜天水散涼膈之散合而飲之如弦脈緩者宜防風通聖散主之當愈如陽明自病無汗小便不利心中懊憹者必欲發黃茵陳蒿湯主之

張氏舌鑑見根黃尖白中赤而短硬不燥不滑但不得伸出譫妄煩亂者痰挾宿食占據中宮也大承氣湯加姜夏主之丘此論不合杜見以張語為正

五七

黄根中赤灰尖舌形

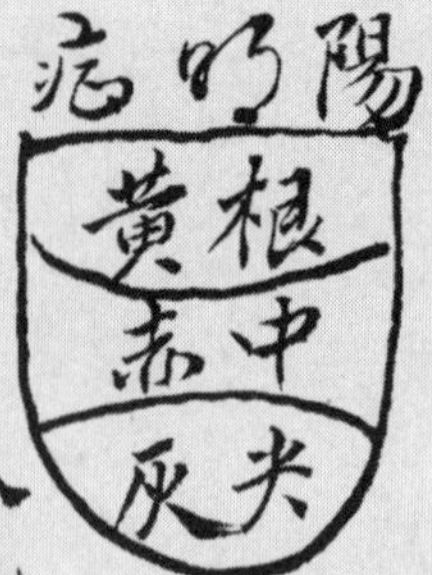

尖黄見裡
灰色尖根黄
實熱陽明腑
寧神察脉疸

第九十二圖
土位火為然
子乘母位中
調承不用連
乃裡必須攻

此症舌乃火位土來侮是子邪干于母位不吐不利必煩者乃（今見根黄尖灰是火）（心煩渴飲者）
胃中有鬱熱邪甚則及邪乘君位或渴甚者有轉矢氣調胃承氣
湯下之可安（加黄連）

黑舌總論

夫黑舌苔者乃傷寒之危症舌苔也自表症無此舌苔若兩感一最爲險重皆二日間有見之必死若五七日後傳至裡變爲壞症傷寒方有此胎舌也如白胎上漸漸中心黑者是傷寒邪熱傳裡之變至此危症系本條亦有輕重死生之分紅舌上苔漸漸黑者乃瘟疫傳變之壞症將至也今黑胎舌十一條乃自黑之甚也其症多凶何也蓋舌者心之苗也苗乃南方火火色赤今舌黑而赤者乃水來剋火明矣心爲帝王君之官心爲神明之舍心不安而神將變矣內經云亢則害承乃制之

火極似水火過炭黑之理然黑有純黑有暈有刺有隔瓣有瓣底
紅瓣底黑尖黑猶輕根黑最重如全黑者非仙丹難不治也余治一
婦人症已篤甚其舌黑而厚隔瓣余極其舌底有紅色每曰症虽
危可救以大承氣加減一劑則知人二劑而安此秘訣之奧非人
勿授之

第九十三圖

純黑舌形

歸陰症

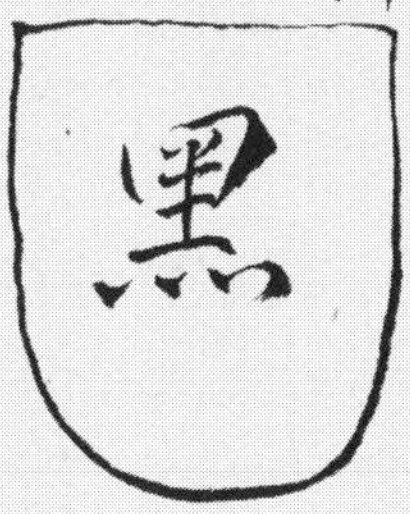

黑了全無赤　水剋火最明
縱有靈丹藥　百中無一生

此舌黑遍了是火極似水水來剋火明矣如火滅墨炭自黑是也無藥治之何也蓋五臟之氣已絕矣脉亦有必代結一二日中必死無疑矣醫家切不可用藥治之無功慎之百無一生也

炭

五九

裏症極也

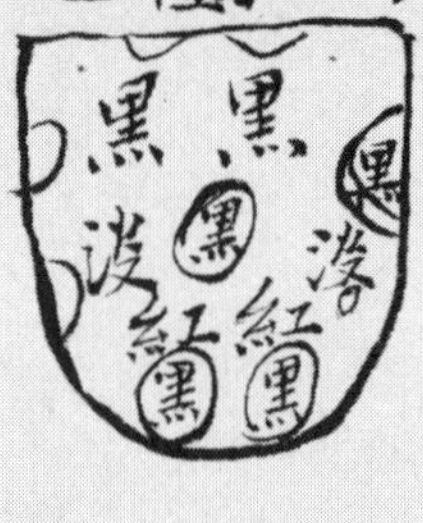

黑陽(苔)瓣底紅色舌形
舌黃苔變
黑瓣多捲起(縮沉)
大承氣直擬

第九十四圖
頭看底瓣底紅
底內紅有生
一下
急下顯神通

此脈經
此舌乃邪極亢極(則)害承乃制是黃苔久而變黑因得症劇而又未
為肆意飲食(其)脈必伏目閉口開詀語(妄)獨語如伏脈男看左女
有右全(之)脈(伏)者宜用大承氣湯之燥糞必黑有蟲(見)必死次日方魁
舌苔瓣底紅者可用下藥
醫過此舌(症)必擬而視之方得妙在斯矣

黑陽蘚底黑舌形

蘚底純黑色（蘚底黑）

七日真難過

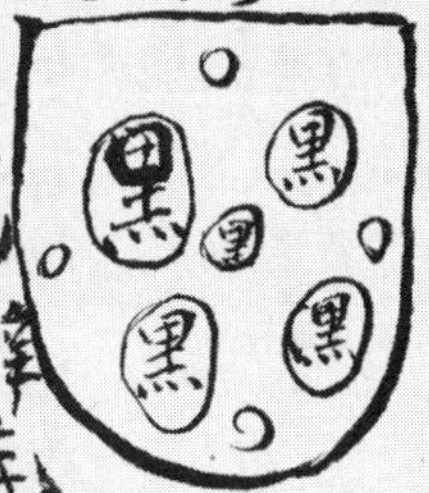

第九十五圖

總症一般同

總言只是回

痙休下藥攻

絕無一般同（必惡之暴）

凡有此舌不可用藥慎毋無惡症脈來甚暴絕不可救更必死

不治

無疑矣

卆

滿黑刺底紅舌形

第九十六圖

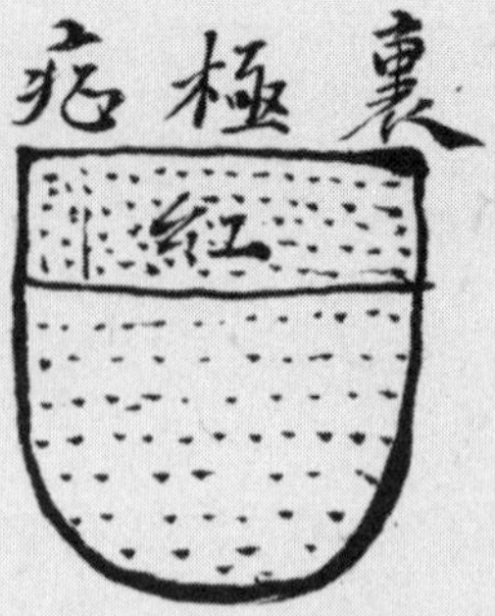

刺黑底猶紅

大小并承調胃

心神尚在中

煩燥极矣

机生在下攻

古法便導並

此舌面黑乾刺糙之如河豚皮刺手而胸撅之刺底更紅色者心神尚在火之逼極而下武可復生之意下之必見脈靜熱退分涼生也為要

舌鑑有論肥盛人多濕熱痰飲感而痞脹熱悶若見此舌急用大陷胸攻下後与小陷胸湯調治

刺底黑舌形

歸陰症

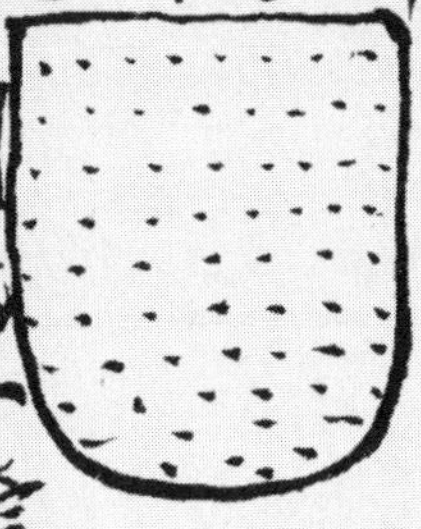

刺底黑

言刮去刺，出肉色俱黑也

刺底尚又黑（舌俱）
觀君休治藥（医須用其）

第九十七圖
陽陰不必
猶必致疑猜
急備辦一棺材

凡見此舌者，而不必解何經症，其何症，縱無惡症必死，如有不治函痞陳古總

~~不藥為妙~~

卒一

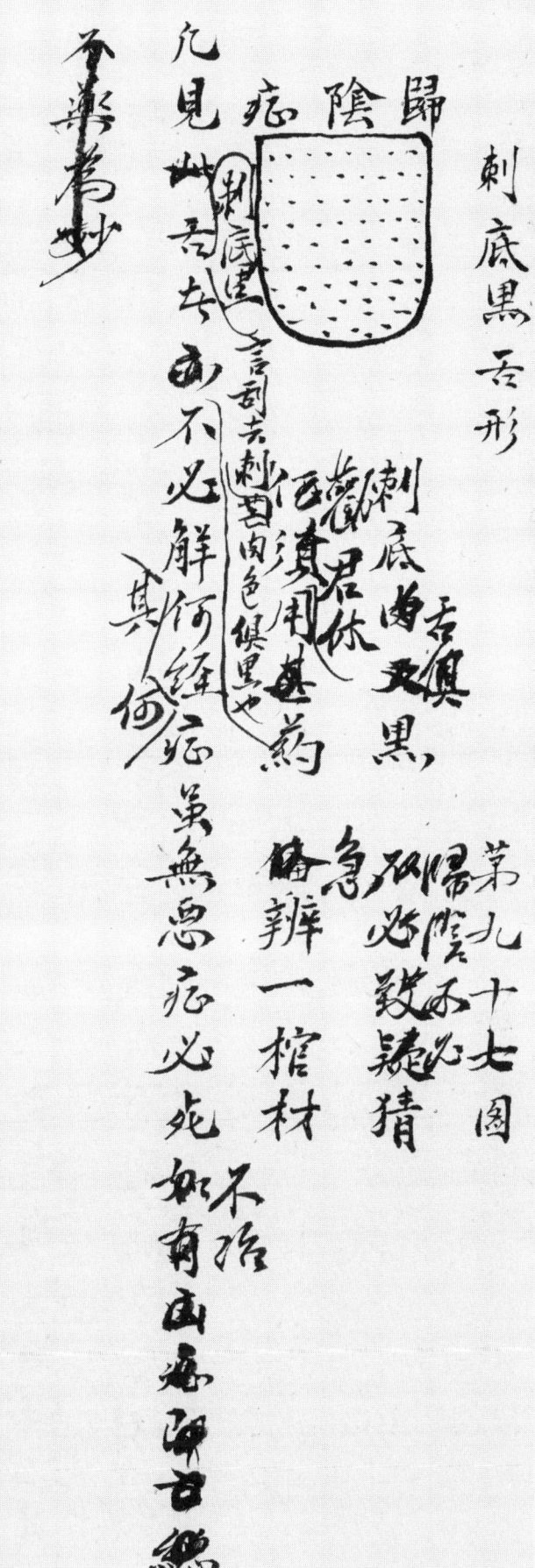

黑爛自嚙舌形

白爛瘡堪治

必死症

第九十八圖

齒〻而黑

黑〻中嚙爛根

勿、用來吞

鄉有藥家草

突生天律重

黑而爛頻頻欲自齧乃竟孳〻病

觀此舌心法了然直此是無惡症候怪脈死之一字難逃也岐伯曰知其要在一言而終不知其要流要是也大抵不治之症切勿用藥

灰黑重暈舌形　第九十九圖

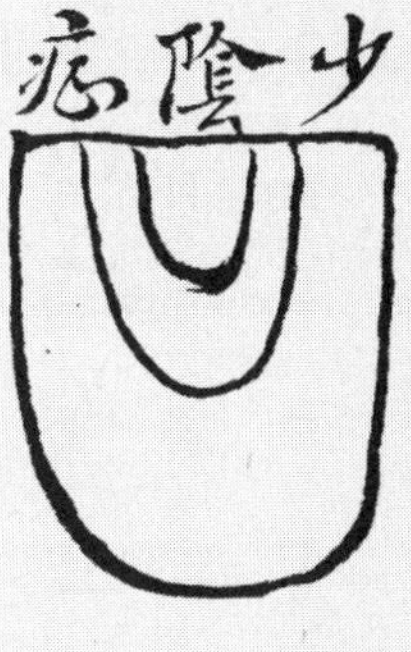

灰黑暈重〻　少陰〻症也亟

硝黃雖解毒　盡乃炙甘宗

此舌有灰黑重暈乃邪毒傳于手足少陰經也宜急下之解毒湯用大黃酒浸生擣[芒]硝[量]量大小輕重治之如胎黑乾瘦大便五六日不行腹不滿難神昏不寐或時喉嚨嘆息者屬足少陰〻症炙甘草湯主之

中黑有滑舌形

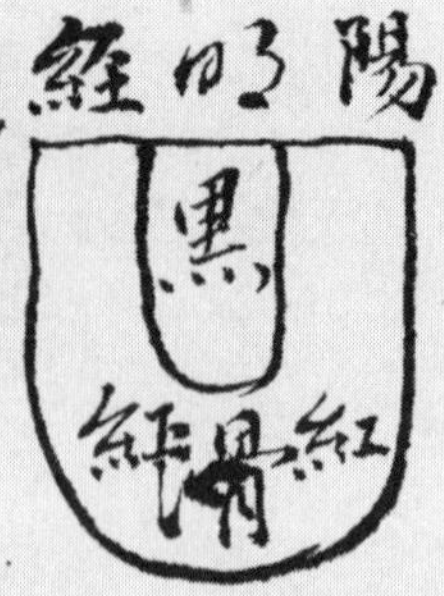

舌紅苔黑滑，滑而舌上黑，莫問何經用此恙

第一百圖

營分屬寒傷，脉症用心看，陰脉下药良，延其舉日間

此舌紅苔黑而有津滑者，必證詐語共，因傷寒于營，營傷則惡寒無汗頭疼。必表症時不曾服藥，不識止以飲食為主，合猶結滯于胃，因而食勝，內外俱傷，輕而变重，致令如此。急下之，用滌陽承氣等，再不可食，如犯之不救也。

黑乾短舌形

第一百一圖

厥陰經

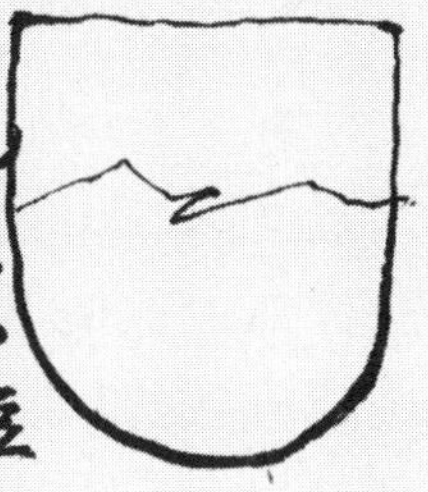

至乾黑而短

舌黑乾而短

邪深入厥陰，囊縮耳無聞

且當大用承氣藥，甚必危如急，十中可日生

此極已深

此舌屬足厥陰肝經、手厥陰心胞絡及焦經，乃手足二經至危之候，若使填中脹閉是

腹脹

囊痕極急，用大承氣湯下之，且硝黃生用，衣過可保十中一二，其藥服後如病退者

囊黃生者，黑死也

六十四

白苔通尖黑乾厚舌形

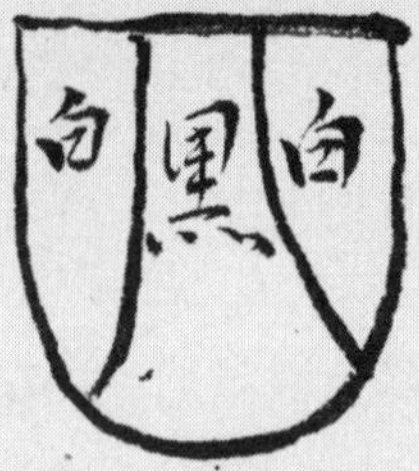

白舌通尖黑
瘟感三
一二日四有

第一百二圖
邪兩感傷
双傳有此端
當用大羌湯
脈來長茨東

此瘟舌是兩感傷寒多有之一二日間如風有此舌至重用虽大羌活
湯治之十有一二矣~~有生矣不然傷之命且~~

黑边暈内微紅色舌形

厥陰症

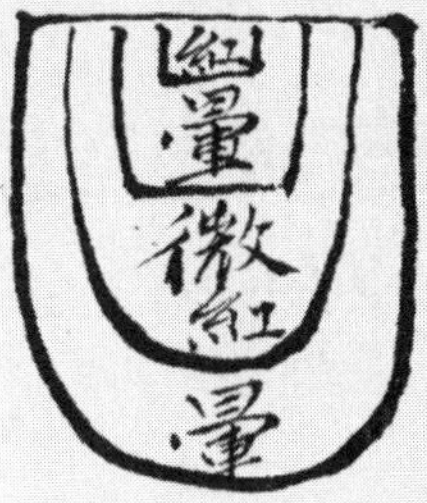

邊黑裡紅圓暈微
大承氣湯淙陽宜下

第一百三圖
心色赤不微
遺毒心胞絡
或可望生机
莫當等閒看

此舌边圍黑中有紅暈者乃邪热熱已亢陷害入心胞絡之候由故有此色
宜大承氣湯淙陽合下之

卆五

徵醬衣色胎舌總論　徵音梅

夫徵醬衣色胎舌者，乃夾食傷寒一二日間即有此舌，何也？是太陰陽明受症，即兩感症也。是寒傷于太陰食傳于胃。其脉多沉緊，其症多煩躁。醬必分輕重治之可也。輕則胎色薄，不下利，呈腹痛，痛即與桂枝湯加減。腹痛加芍藥，止而愈。重則桂枝加大黃湯。而然如痛甚不止，必危矣。其苔色厚者，症必危矣。是土傳水，水受剋，即傳其所勝也。所勝者腎，既受尅，其津液不能四佈五經，故其唇口乾而燥，亦煩渴者，土強也。齒燥舌乾，足少陰受剋，故舌見醬衣色。

乃黃薰黑色也~~土傳水者名矣~~難經云其所勝者死也此舌惟有二

雖用下藥

症得痊者鮮矣

純黴醬衣色舌形　第一百四圖

夾食傷寒症　須防肚腹痛難當

煩渴脉沉緊　三下不通殃

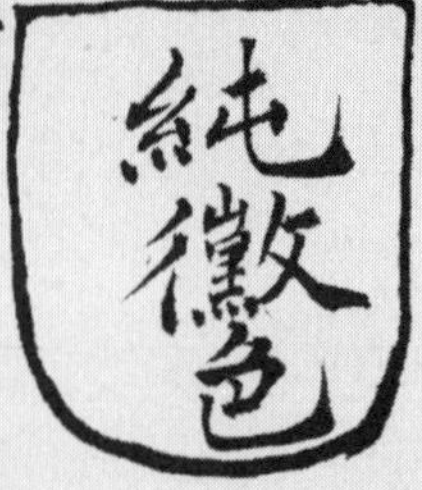

夾食傷寒危症

此症因傷寒先食停于胃次日又重食胃中填塞致令人煩躁腹腸痛甚又人迎氣口脉沉緊五七日不下通者必死何也蓋謂中焦氣弱飲食填塞外被寒邪氣鬱遏內熱不得外泄濕熱薰蒸而舌變此黴色乃太陰少陰中焦之氣絕矣

六十七

中黴浮厚舌形

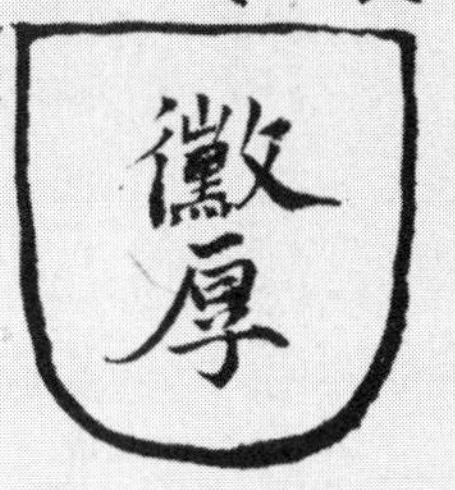

舌

中黴如醬餅
嘴尖代结
代結脉兼伏

第一百五圖
傷寒不戒葷
嘴尖似猴形
即欲見閻君
十二日歸冥

夾食
傷寒
死症

此症因傷寒病具後又多食葷腥等物致苔如醬餅浮于舌中乃食滯中宫之象者難逃死于十二日矣如脉不用有胃氣不現結代脉嘴不尖齒不燥不下利揩去苔胎不復長毋積實理中湯加姜汁炒川連若長如前苔者還有生矣如即長胎仍前者不必用藥縱有靈丹难以救治用備後事可矣

藍色胎舌總論

夫藍色胎舌者乃肝木病之色~~胎者也此舌色多于~~發現于外也傷寒病久已經汗下胃氣已傷而未甦或以過經而失于調攝致令心火無氣胃土無依則無肺所生故肝木無制侮及脾土木寡于畏故舌見藍色也如微藍~~者是肺微有氣也~~色或稍見藍紋如穀花六分定粉四分和勻其色則微藍也是肺有氣~~再淺肺胃中脉和緩無他症則可治也~~以溫調胃健脾調脾益肺藥治之如純藍色者是肝木獨盛無畏畏無他症其人必死也余治令孫純泉傷寒踆牙餘舌藍如靛其班亦藍如大萍遍

突

身自服表劑不絶詢其故曰斑不赤故表之余曰非表可治乃三臟氣已絶矣心火不能生脾土脾土不能生肺金肺金無所生則失職鮮不能制肝木肝木猖獗脾土受尅則不食四肢隨胸痞口無知味余不治後旬日果歿矣

徵藍舌形

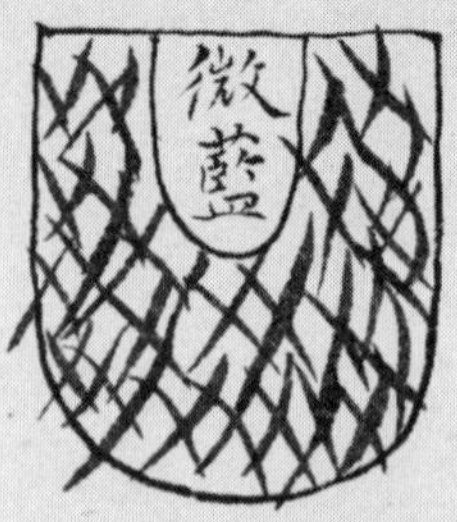

厥陰症

此舌[現]徵藍舌
少陽脉沈緊

第一百六圖
金能尅木困[剋木現形]
[加減靈]小柴湯方療

舌見藍色者乃金尅木也何色[其色如]白賦粉花靛調之則色藍也是肺
病傳肝恐不能痊也金木相併木被金傷故之也如肝病左春或肝
脉不沉濇而弦緩為有肝氣也故知不死如肝病左秋或得肺脉
亦名白負之者死也

竟

渾藍舌形　第一百七圖

太陰症

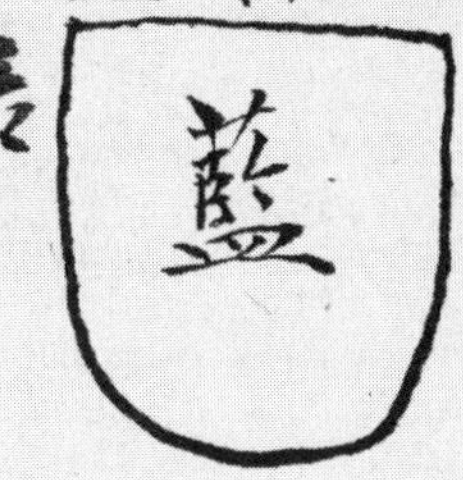

舌色見純藍　逆經未過經　木無色剋制　胸症脈無力

中陽土氣衰　木邪勝土逆　絕症也求医　十中歸冥

衰微胃中氣絕　百不一生立候當

此症舌乃病後失于調攝胃土無氣也木旺而金無制也過死句

治法一後生傷寒後而二十餘日失于調理恣意飲食復見此藍舌胸微痛脈微細余不下藥何也蓋木色純而胃土無氣象不信後果翌日而死

灰色舌總論

症雖有陰陽之異若直中陰經時（里而寒積瘀）
夫灰色舌者三經陰舌也非胎黑即舌中見其灰色然有左
根有左尖有左舌中者有渾舌俱灰黑是也凡有此舌則症必（里）
腹痛自利者太陰經也口燥咽乾者少陰經也煩滿囊縮舌捲厥（足 脾 足 腎 耳聾 足）
陰經也此症皆自表而入裡然太陽經傳至三陰皆有邪热當參（肝 舌 止邪 經皆五日表 症罷而胎）
脉與症相應治之可也太陰腹痛桂枝為藥湯甚加大黃少陰口（舌變灰色也 自利）
燥咽乾大小承氣湯厥陰耳聾囊縮大承氣湯下之即愈如寒邪（舌見灰黑急瘀 伏）
直中三陰皆寒而無熱症再辨之于脉必沉細遲當溫之四逆湯（經散寒吻）

七十

理中湯少陰症有表者麻黄附子細辛湯麻黄甘草附子湯厥陰
症吳茱萸湯回陽救急湯等類參詳加減治之活法在乎臨心又有蓄血症
因飲冷水致蓄在三焦者其人如狂或瞑目譫語亦有不狂不語
不知人事而面黑舌灰亦當分輕重消息治之輕則犀角地黄湯
桃仁承氣湯重則抵當湯丸下其血仲景云血症見血則愈是也
不可與冷水飲之必死人多不知恐令敗血入心最也今書無藥
十有九死故戒之

純灰色舌形　第一百八圖

滿舌灰色純（急胎）
理中並四逆
回陽甘附類

三陰直中渓論
陰症不須
救急而陽回
服之有奇功

太陰症

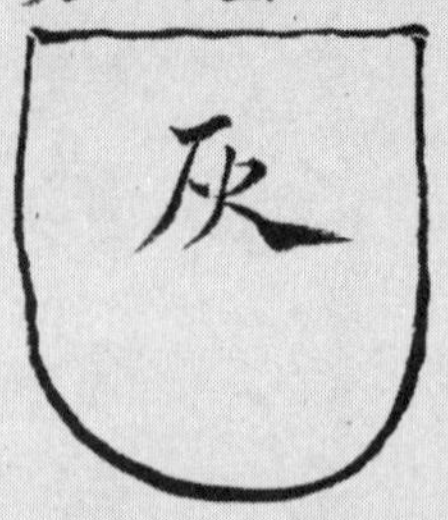

此灰色舌者有陽症變陰者三五日中有之如直中三陰經者即時有之脉必沉細而遲不渴不煩躁者溫中湯（附子理中湯）四逆理中湯之類救之次日舌變灰中有微黄色者生如舌漸漸灰縮者乾黑者死

灰中復黄舌形　第一百九圖

灰中復現黄　有氣在中央
漸漸回生意　調和胃氣傷

廻生症

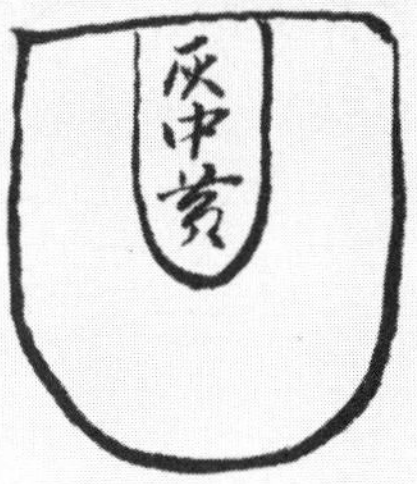

此灰中復有微黄色者是陰回陽復胃土有氣故曰中央中央者土也更宜謹慎調理胃氣不可輕忽再傷隨症治之補中益氣湯加溫養藥治之可也

灰黑有紋舌形 第十百十圖

灰黑少陰腎 險峻多危困

十中救三二 下之有黑糞

邪溼水不涵 百中救一二

風胃 煩渴涼膈叅

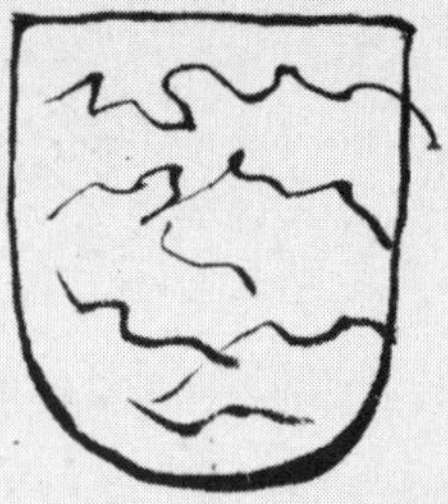

此舌是手足太陰二經邪毒至甚急而尋其所不勝者尅之何也手太陰肺經其色白足太陰脾土其色黃侮其不勝者是足少陰腎水其色黑三色合為灰色現于舌端有紋者是黑紋也最難治之

七三

灰根中赤黄尖舌形

第一百十一圖

根黄灰見黄尖中红燄紫炎

舌中微紅赤尖黄根灰

脉浮矢氣轉双解涼膈承

脉滑須宜大浮時双解之

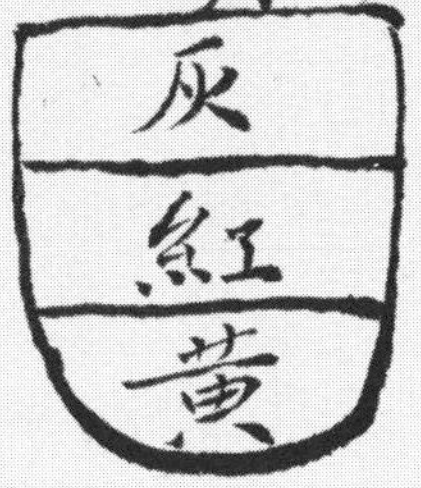

陽明症

此舌紅黄乃火土炎燥手足十（温疫病）陽明相傳（之）症也如大渴譫語五六日不大便有轉矢氣者下之如惡寒脉浮乃表未盡者宜双解散（浮腸二）治之

灰黑重暈舌形　　第一百十二圖

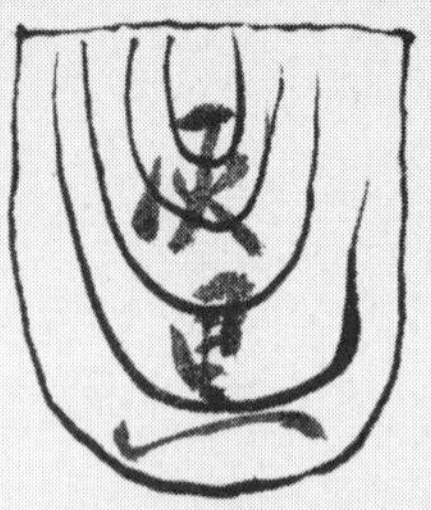

灰黑重暈苔，三伙熱毒淺。
急宜涼解下，此黑暑輕微。
亦要行利藥，双解大承植。
十中一二個。

瘟毒傳遍三伙傳內

此舌是厥陰手足二經受邪熱，一次外舌即灰，母暈三次，毒甚故有重暈，乃至危之症也。如一暈輕，二暈重，三暈死也。此言不敢愛心，法當謹記之，心穩不可輕忽，急宜涼膈、双解、解毒、承氣等涼下。又每有橫伏二三層重暈單者，与此果殊。

十三

灰黑橫紋舌形

灰色黑橫紋黑色

裏多急當下

陽明症

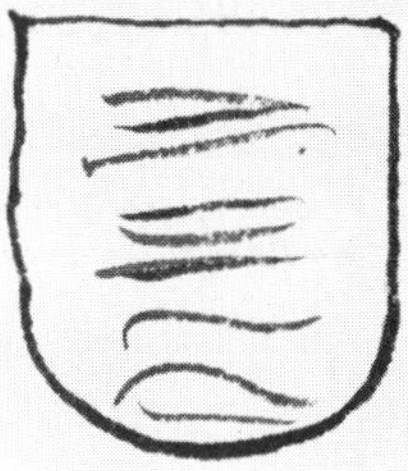

第一百十三圖

邪陷經毒攻

朱紫盤一同

表未罷疎風

裏風解表中

此舌灰色者已有前論今有橫紋者何也乃邪毒内傳一次有一紋二三次有二三紋是也如有表未罷當解表汗如表盡攻裏下黃糞者生黑糞者死也

灰黑中乾刺舌形　第一百十四圖

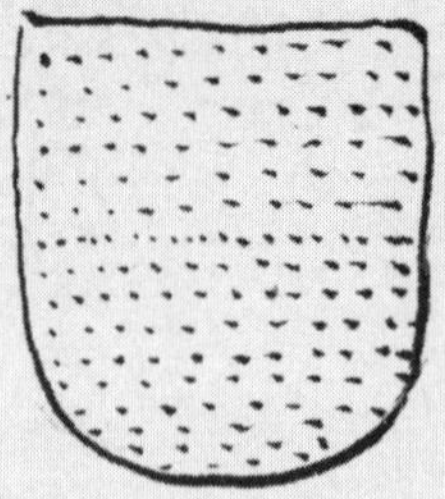

少陽症

灰黑舌（若）乾刺　咽乾喘滿微（先入少陰早）

脈浮還解表　下早恐難屎（再）

此舌灰黑色猶可其中（如）有乾刺為重咽乾口燥喘滿乃邪熱結

于手足少陰也宜之（必）以待（之）轉矣氣方可（速下）不然恐早下令人小便

难也

七十四

灰黑尖舌形

灰黑舌尖形

表汗裏須下

陽明症

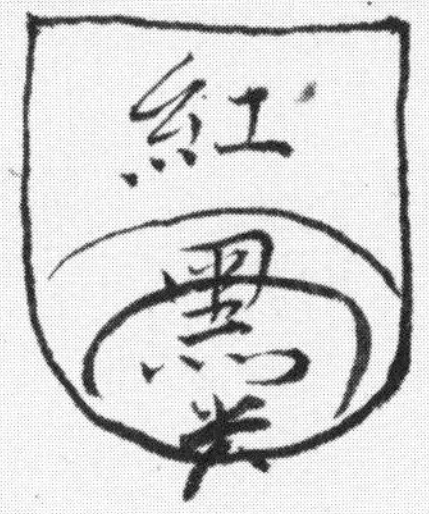

第一百十五圖

寒邪宿食停
再把脈症參
用藥論傳經
勿當等閒看

此舌乃邪毒未重已經汗解後誤因飲食宿食未消後邪熱復盛如無裏之故

調胃承氣湯下之愈

灰黑尖乾刺舌形　第一百十六圖

灰黑尖乾刺　病毒後發（五四日中生）

少陽症

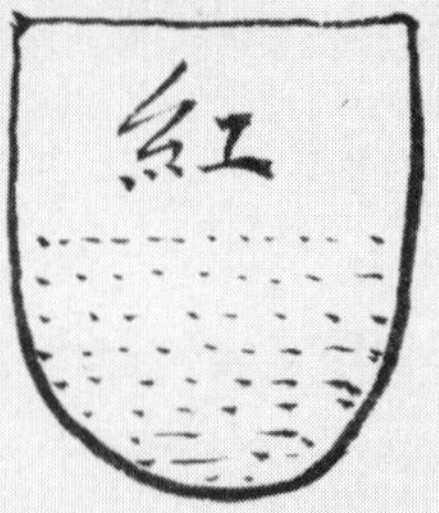

雖紅以少陽症　承氣大柴而安

柴胡恐不靈

此症是（舌）少陽經耳聾脇痛發熱口苦舌乾有刺是得病後又加飲

食雖不大傷于食而加于邪熱（之故）甚累禁其是其人（二病者）不以為謹（意）犹

自食多往往死者乃自誤（耳）矣故甚（大小）柴胡恐不靈是以必大柴胡或

調胃承氣加消導藥方可取效

灰根舌形

第一百十七圖

裡死症

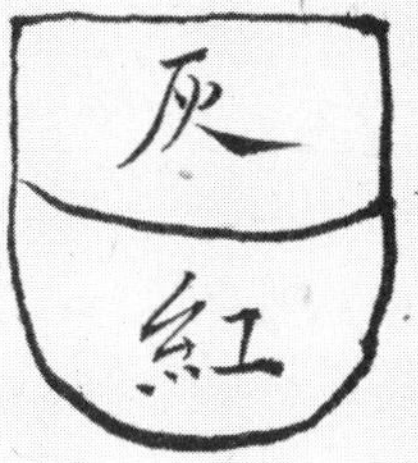

灰根舌最是難，此尖更紅咽又乾。
神昏瞑不語，邪從入心宮。
縱然無惡症，也要藥無山。

此舌是水土之邪來尅心火，心臟受此邪毒，令人神昏不爽，自不了了，口開不語，不知人事，救不得也（不可救矣也）。准備後事，再斷後法，不然恐又傳他人染也。

第一百十八圖

灰中舌形

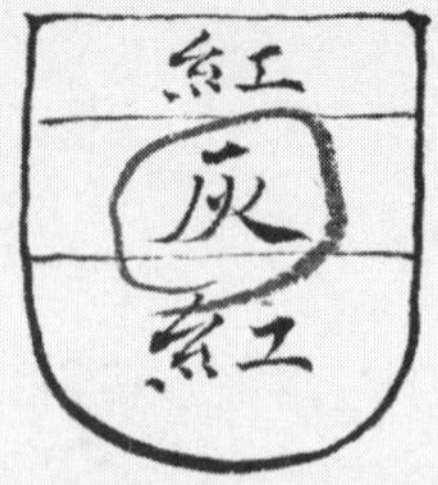

紅苔中灰色
灰色舌中央
食即吐蛔者
十少還可救

症係厥陰者
邪毒不救當
烏梅可用丸
本者見闇上

厥陰症

此舌中央灰色者是太陽邪傳至厥陰之為病消渴氣上冲心心中疼飢不欲食〻即吐蚘下之利不止（烏梅丸主之）六七日來又當入腑胃虚客熱飢不欲食蚘聞食則出而吐少壯者生老弱者恐不禁（能任）也

七十六

灰中黑滑舌形　第一百十九圖

淡淡如灰舌中色　數點如滴黑
胃中邪食停　最力
煩渴不得眠　大柴湯可啖

陽明症

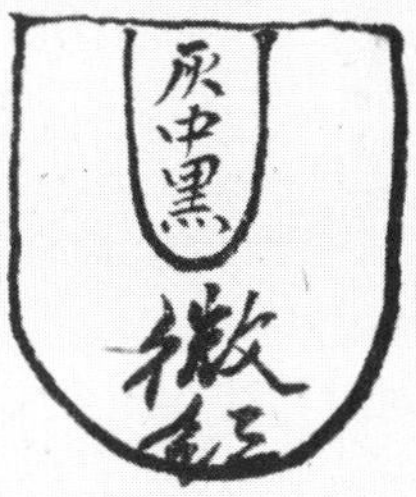

此舌淡淡灰色中間有滑胎四五點如墨汁黑其症俱是裡宜大柴胡湯加減下之安

熱邪傳裡胃中有遏食未化

一人有此舌黑滑數點用大柴胡湯加減下之次早則舌滑俱灰无而見[illegible]微紅[illegible]調理而安

灰黑多黄根少舌形　第一百二十圖

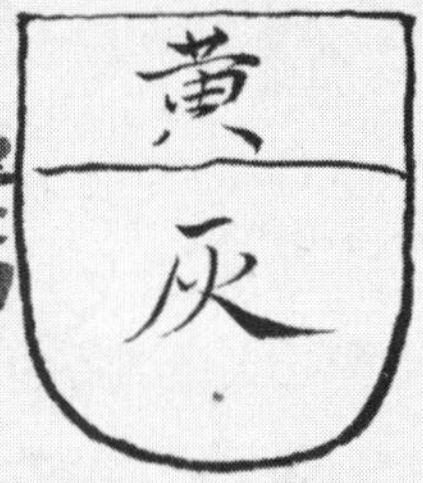

厥陰症

色舌黄
灰黄根少
胃实厥滨症
急下劑稽囊

寒傷積作狂
中中嘅
正脫汗亡陽
界病难到晚

復有得食也乃

此舌乃厥陰出傳邪入胃中病木來干土者死傷寒六七日不利便發

熱而忽然下利汗出不止者邪正氣脫也故言死不治

七十七

灰中紫舌形　第一百二十一圖

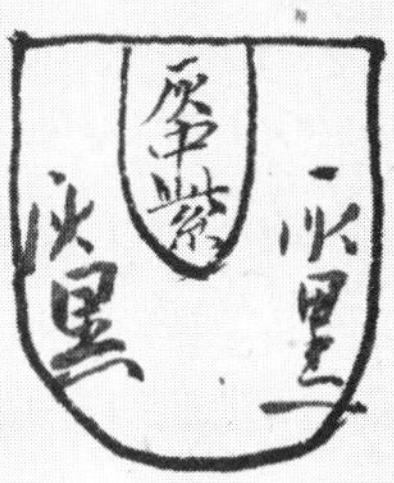

自嚙舌形

邊灰中見淡紫　少陰厥氣至此是

今時人多自嚙舌　十中人九個死

人之自嚙舌者何氣使然乃少陰厥氣逆走上腦氣輩至也故令人多嚙舌是也如少陽厥氣逆上則嚙頰陽明厥氣逆上則嚙唇矣

視其主病者補之乃針補也非藥補之此言皆出内經中

妊娠總論

夫妊娠者胎孕之總言也胎至七個月為妊八個月為娠乃形完體具同母呼吸一日俱吃母一升三合血待十個月胎完方產悟真篇云果生枝上終須熟子在胎中豈有殊是也大抵妊母宜當謹慎護養習胎教事理聽忠言玩碧玉看美画繫弓弦席不正不坐割不正不食耳不聽淫聲惡語目不視惡色口不食五辛毒物遠避房勞順寒暑勤紡績則生子必壽必貴必賢必秀無瘡無殘不頑不漏此保胎獲子良法也今時不然以色慾美甚心以厚味

充其口不知謂攝此乃双手而有傷于寒邪入于經絡輕則母病也
重則母子俱病非常婦病也凡醫治姙娠傷寒必先固其胎胎安氣
則母子俱安凡爲母醫之妙治姙娠傷寒妙訣也宜觀面以候母舌以候子色濃澤
則安色敗則斃故昶云面赤舌青細尋看母活子死定應難面舌
俱青沫又出母子俱死故辨面青舌赤沫出頰母死子活定知真
也亦有面舌俱黑俱白母子多死者也蓋謂色不澤死而也
病亦恶也不知此非舌書之所載乃余愚之所一得耳

面舌俱赤舌形　第一百二十二圖

孕婦面舌俱赤　瘟症已初傳

孕婦瘟疰

純赤

芎藭葱白類　能保母子全

孕婦傷寒非尋常婦女病也乃双名母病子亦病也枝傷果亦墮

是也故面以候母之生死舌以候子之生死今舌面俱赤母子無

羹汗之則愈

尭

面黎舌短舌形　第一百二十三圖

孕婦危症

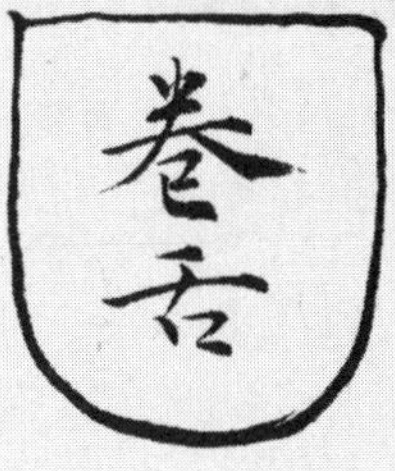

面黎舌卷短　邪毒臟中滿
此子保兩一下不容緩
棄則下症全　子此恐難免

如此面黎黑舌乾卷乃急症或黃里刺裂方至急裏症悉全不下恐邪症不退則病益深如下之此子則生死難必攔益未免如急奉直視循衣撮空等症十中可救二三危症病能痊慎之

第一百二十四圖

面赤舌白舌形

寒表症

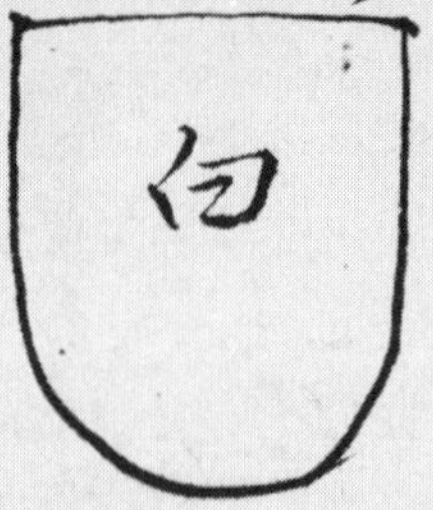

孕面赤白舌
飲冷陽虛陰
常葛苣蘇類

解表着
因寒食初見
宜溫中湯
藿姜煎可啜

此舌白面赤言孕婦初傷于寒微汗之表解邪退則安不然恐邪傳經如八九個月胎氣邪熱攻令不安恐有墮墜之[illegible]黄芩白术保固其胎也或因歲熱多飲冷水面舌俱白陽極變陰所致當用溫中之物藥

八十

面赤舌青形

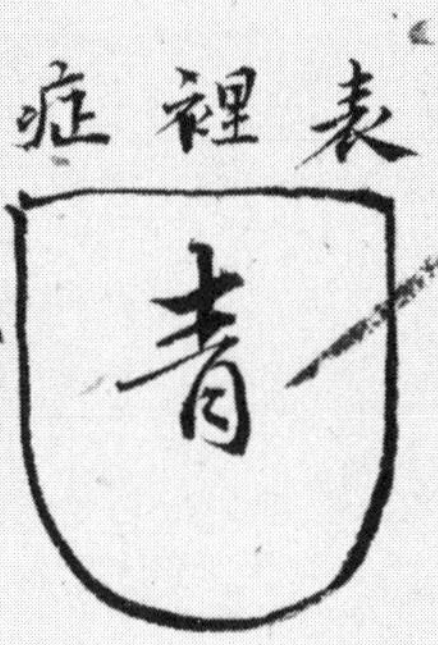

面赤舌青苔
姙娠疼痛害
如傷瘟夾食
保胎仍和解

第一百二十五圖

如生下死胎
半表半裏言
乃遂理中議
恐防子應難

此症面赤如魚病無妨舌青恐防子殞腹中也脈訣云面赤舌青細尋看如活子死定應難如子殞色亂腹中如魚濒胎不離身宜下死胎用玄明粉三錢童便調送下或朴硝亦可又或天花粉三錢長流水送下即出也

面白舌赤形

姙面白傷寒
木陰悝家虛下利面惡寒
温中姜汗大面舌赤看
面白舌赤症

第一百二十六圖

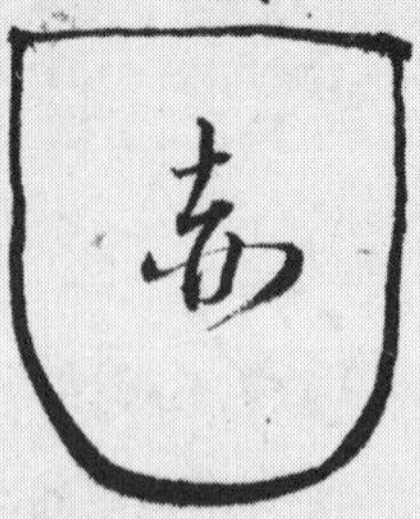

太陰症

乎活毋知難

此症八九個月胎忽傷寒三陰受症宜温中姜桂等類温煖藥治之

桂不墮胎（離）安常所言是也若面黑舌赤面非吉兆在臨月附子生𣳚

殞

第一百二十七圖

面赤舌黑形

孕裏症

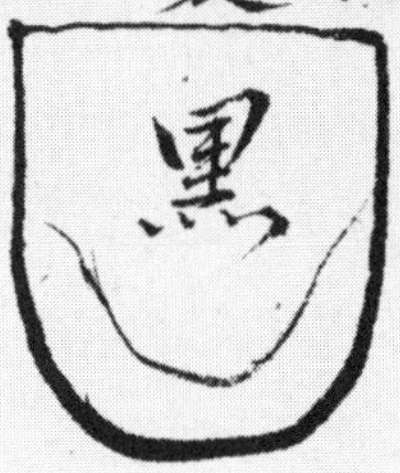

孕面多紅赤　舌黑子难生
不胎全　一服定權衡
中可保母命　胎墮最難禁

此黑舌微黑還可保胎如黑甚必墮用井底泥固臍內服安胎清熱用黄芩白术知母柴胡梔子等藥治之可保安胎若安則[illegible]不然墮也

面灰舌灰形

第一百二十八圖

灰舌面如紅　邪多入子宮
孕面紅面赤　舌灰子不安
往伏小者功
如逢胎必墮　調治用心堅

孕裡症

灰

此舌灰色是傷寒裡症邪熱入子宮恐胎不安治法同前條如生命為主小柴胡加白术芩根等藥外用固胎若得倘固佳為大功也

全

面黑舌藍形

第一百二十九圖

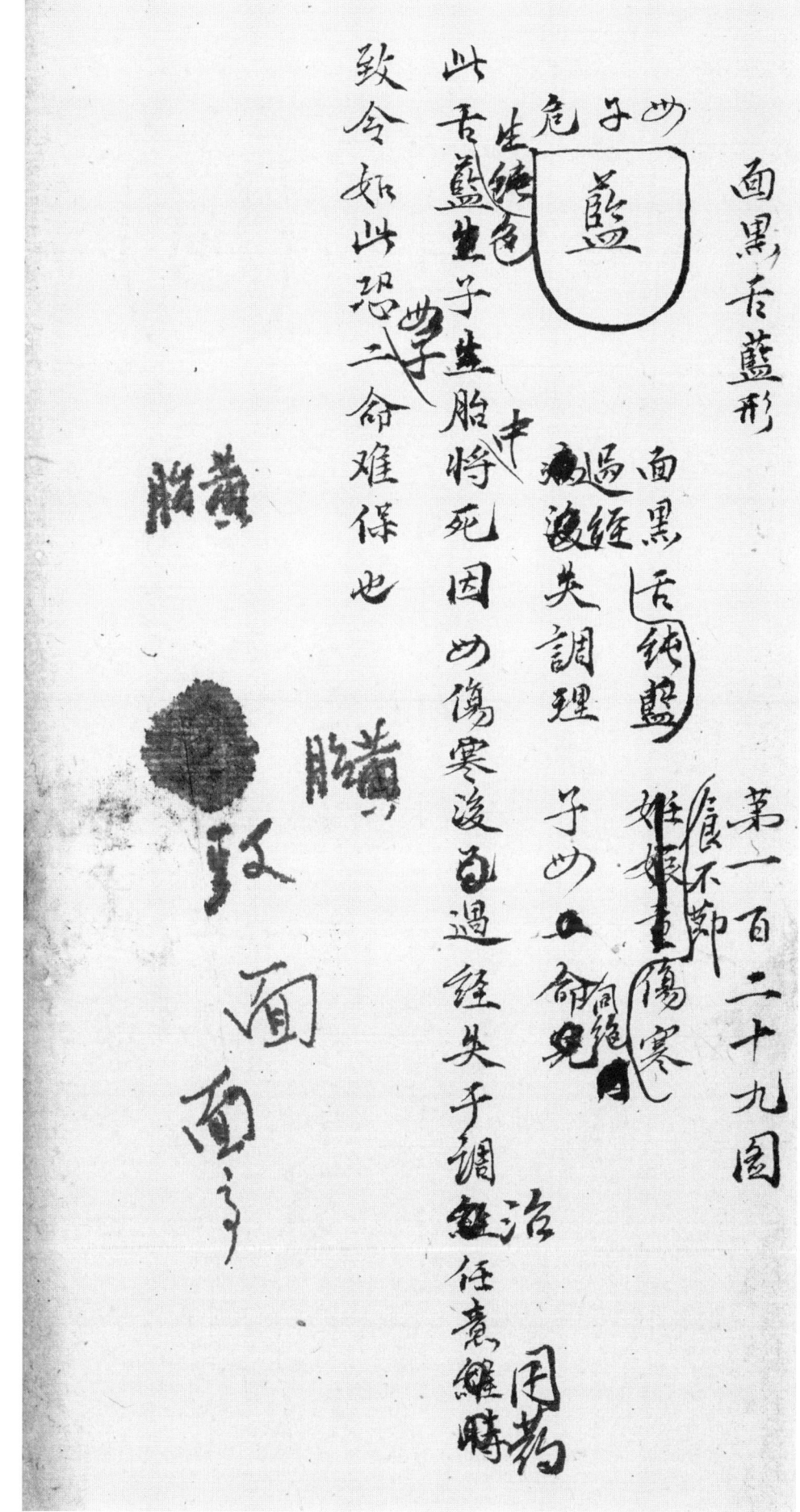

面黑舌純藍　姙娠（食不節）傷寒

過經後失調理　子必亡　命（間絕）兒

必子危

此舌藍生子生胎（中）將死　因必傷寒後為過經失于調治　任意用藥　雖時

（生純色）

致令姙此恐（必子）二命难保也

面黄目黄舌形　第一百三十圖

中宫濕热訣

面目舌準鼻黄　裡症必發黄

董　清利免胎傷

茵陈梔母致　安胎治疸強

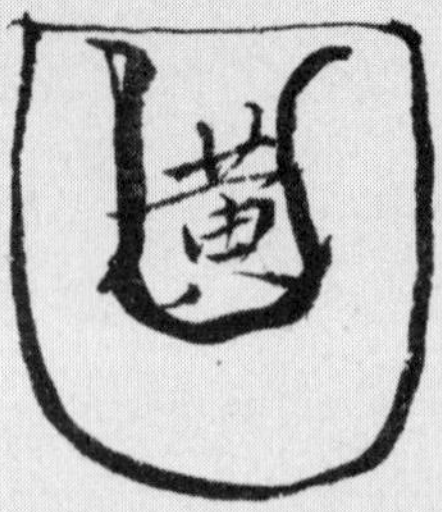

此舌黄面目鼻準俱黄如橘皮者因未發汗濕熱裡甚以成此症不可乱投别藥以梔子茵陈車前等利水除濕清热藥治之

第一百三十一圖

面赤舌紫形

孕傷寒

紫

面赤舌純紫

理中の遊枳

藕苗用加薑

或酒毒内傳而致

姙娠毒妨

此病酒與寒

夾食症傷

苓术保安症

紫舌色純紫是孕婦受寒必頭疼身熱腰脊強惡寒脉浮而緊當發太陽經汗即安病家不知此理以為泛常婦人胡乱教酒取汗一兩二次致令酒毒在内傳經煩躁懊憹宜梔子豉湯不然必發斑矣如舌淡紫帶青為傷症夾食即藏閑枳實理中の遊等治之然亦恐難為力也。

面黑舌赤形

赤

凶症

舌赤面黧黑

面色黑如煤

子母恐難全

臨產命必喪

第一百三十二個

孕婦邪熱[illegible]極

舌赤面黑黧

臨產看消息

猶恐母難特

姙婦

傷寒而面黑而舌赤 見面黑舌赤 雖云子活母死 然必足月 令孕婦面黑者乃不言也 如臨分娩則子得生

而見此症

而母殞 如五七個月子豈能生乎 此是凶症 不可不知

面白舌赤形

第一百三十三圖

平症

赤

孕婦面白如銀，舌赤如朱，不然色異，而有熱在內，因初感寒之輕，故邪入裡亦輕，故云平症，宜小柴胡加減，以平其熱則安也。

舌赤面白如銀，婦子若無恙，且看舌光火。邪干肺臟一經，加減小柴胡，婦子喜相親。當邪表伏在裡。安

安

小柴胡湯和解共

大抵面病此為安

重　若如此　舌黃如輕　重

第二十八日　安　也

舌安　安即逆

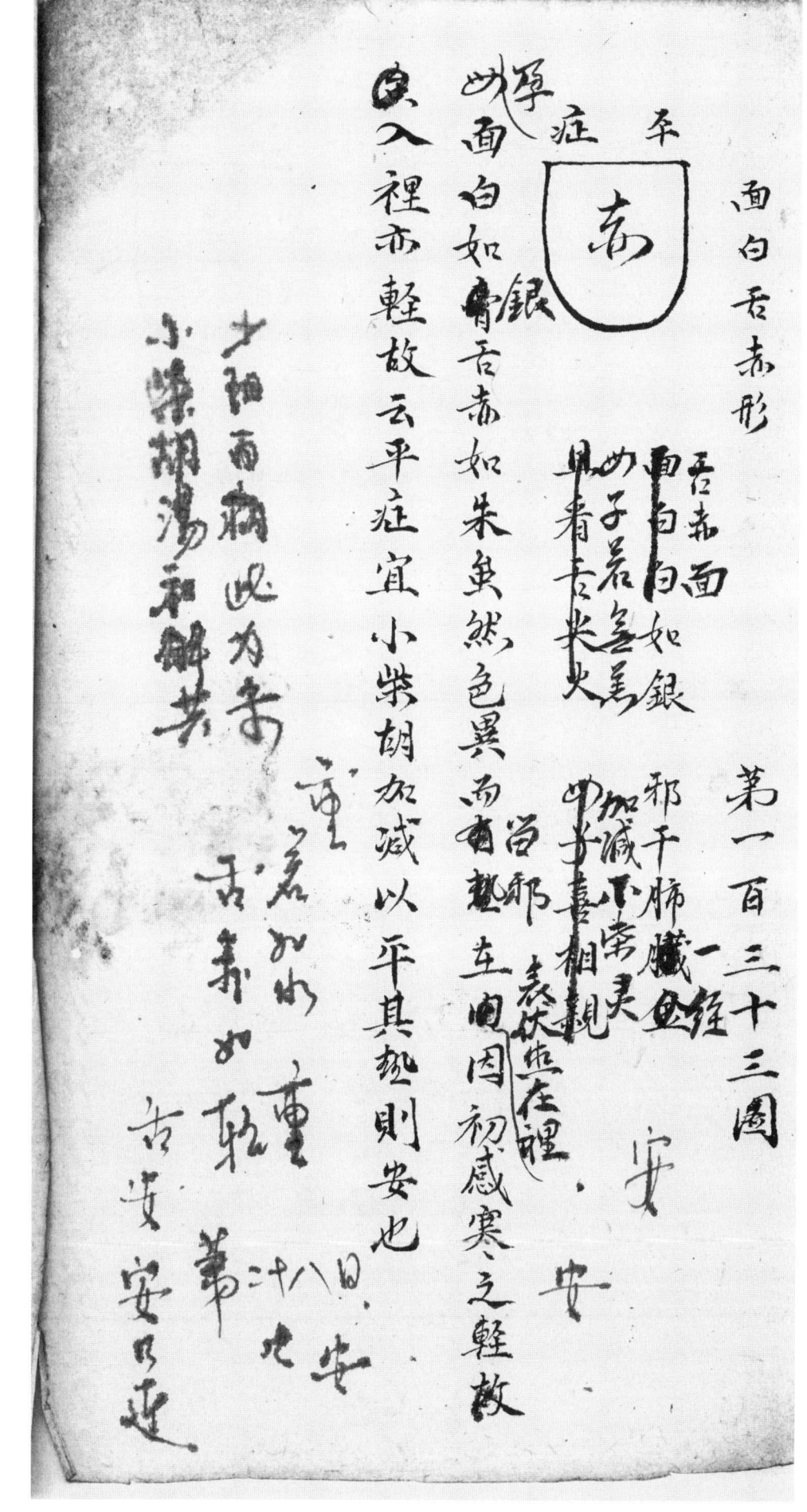

面黄舌赤形　　第一百三十四圖

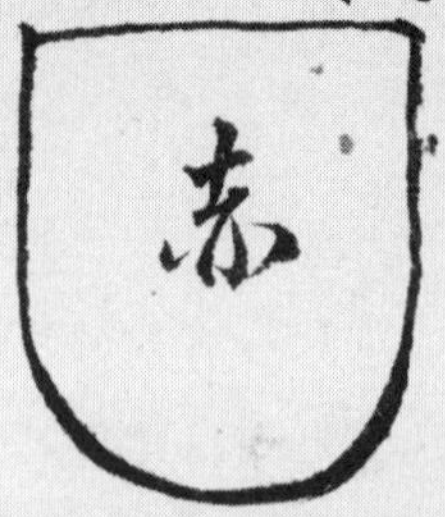

輕症

面黄分深淺　舌赤有重輕

雖身含悪候　女子保長生

~~此症青赤吉~~

此孕婦面黄乃陽明土也深淺言感邪有輕微甚也重舌赤主南方火必心

然赤也故子得生無悪症故言保長生矣宜清熱安胎之藥黄芩

白朮梔子等藥治之則安

八十五

面舌俱白形　第一百三十五圖

寒

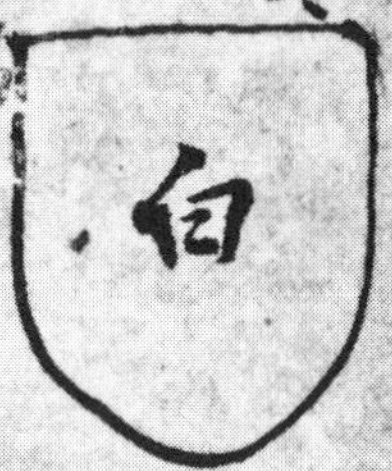

症

孕面白舌俱白　煩躁而逆厥
冷積急溫中　必子受定危
服藥無甚差　只恐臨產月

有孕面白舌亦白，皆因傷寒四五日，發熱多食冷水及瓜菓涼物，致令陽極变陰，虽有煩躁而手足厥逆，亦當看手足厥逆輕重，以溫中之藥加減治之則安。不然，見煩躁而再用涼劑，恐致危殆也。

第一百三十六圖

面舌赤黃形

熱症

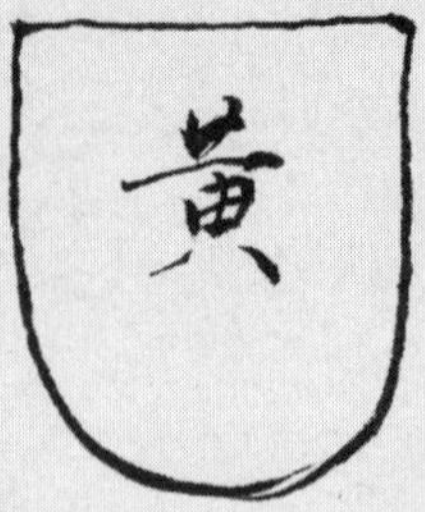

面色赤如朱　表症汗當除

舌黃陽明裡　下後于難居

孕婦面赤一二日是表症當汗之芎蘇等藥輕表出汗則安如五六日裏症當下時無凶症以漸利之則安如胎臨月難以支持子有虧也

第一百三十七圖

面舌俱黑形

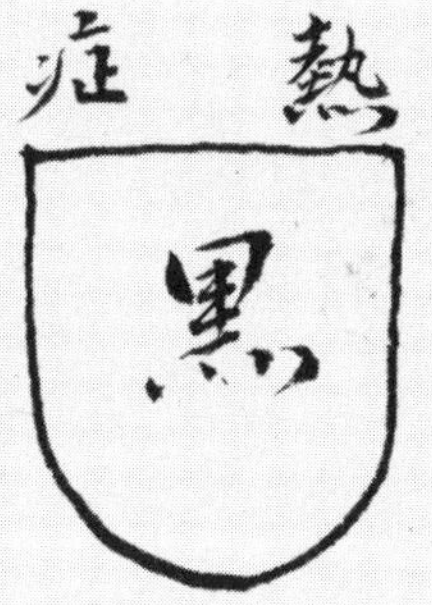

面黑舌点黑　問甚表裡日

母子入黃泉　難免悲哀泣

面黑舌点黑水火相形母子不必問五七個月及臨產等日皆死也

不可下藥

杜清碧先生舌論終

脉學

抄録者不詳

提要

《脉學》，書高二十厘米、寬十二點一厘米。抄寫於朱絲欄書葉中。版框高十八點一厘米，寬十點八厘米，每半葉九行，行二十五字。全書無序、跋。現藏於南京中醫藥大學圖書館。全收一册。書號：巳一／四一

抄録者佚名。

本書爲多本脉診著作的雜抄。第一部分抄録《脉經》中有關的一些内容如提綱論、脉有亢制論、因形氣以定診論、重陰重陽論、脱陰脱陽論、陰陽相乘相伏論、三因脉法論。第二部分闡述諸脉脉象，如中風之脉、傷寒熱病脉、傷暑脉、金瘡出血脉、婦人之脉、欲産之脉等。第三部分抄録（王叔和）《脉賦》。第四部分爲「雜症生死脉摘要」，如中風、傷暑、瘧、久瀉、霍亂、喘息等約六十七種病症的生死脉。除此之外抄録者還抄録了《外科脉候》（張景岳著）、《兒科脉候》《肺藏脉法》《太素脉訣》妊娠藥等内容，最後「附辨舌胎」。全書所抄内容涉及寸關尺臟腑分配、諸脉脉象、主病及鑒别脉要歌等，内容豐富。

該書僅見藏於南京中醫藥大學圖書館。因全書無序、跋，無法斷定其版本情况。

（劉小兵撰）

目録

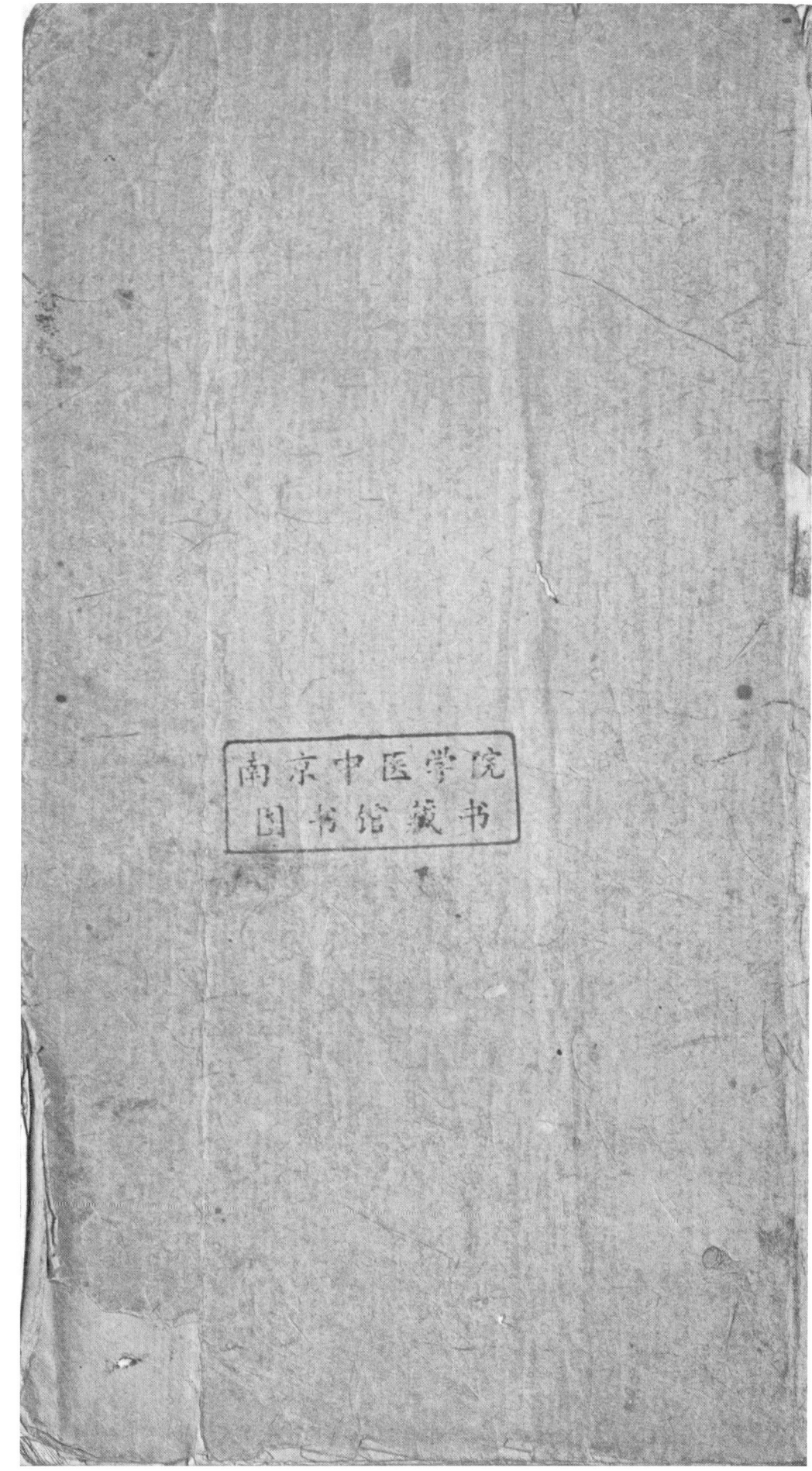

提綱論

經曰調其脉之緩急大小滑濇而病變定矣蓋謂六者足以定諸脉之綱領也又曰小大滑濇浮沉難經則曰浮沉長短滑濇曰弦緊浮沉滑濇此六者名為殘賊能為諸脉作病滑伯仁綱之要[illegible]及滑濇之六脉夫所謂不出于六者亦

為在表則散大而芤可類也沉為在裏則細小而伏可類也為寒則徐緩濇結之屬可類也數者為熱則洪滑疾促之广也虛者為不足則短濡微弱之屬可類也實者為有餘則弦緊動革之屬可類也此皆大概人所易知然即六者之中復有想之相懸之要則人或不能識似是而非悞非淺矣夫浮為表矣而也虛者脉必浮而無力因真陰脱于下而孤陽浮于上是浮不可以槩言表而可升散乎沉為裏矣而凡表邪初感之盛者陰寒束于毛陽氣不能外達則脉必先沉緊是沉不可以概言裏而可攻下乎遲為寒矣而傷寒初退餘熱未清脉多遲滑是遲不可以概言

寒而可温中乎数為热矣而凡虛損之候陰陽俱虧氣血敗乱者
脉必急数愈数者愈虛愈虛者愈数是数不可以概言热而可寒
凉乎微細類虛矣而痛極壅閉者脉多伏匿是伏不可以概言虛
而可驟補乎洪弦類實矣而真陰大虧者必関格倍常是弦不可
以概言實而可消之乎乃知診法于綱領之中而復有大綱領
存焉設不能以四診相參而欲孟浪任意未有不覆人于反掌間
者

○脉有亢制論

經曰亢則害承乃制言太過之害也此関于盛衰疑似之

其可忽乎夫亢者過于上而不能下之謂也承者受也亢也制詳受制也如火本剋金剋之太過則爲亢而金之子爲水可以崇乘其火虛來復母讐而火反受其制矣如吳王夫差起傾國之兵以與晉爭自謂無敵越王勾賤乘其空虛已入國中矣在脉則當何如曰陽盛者脉必洪大至陽盛之極而脉反匿〔伏〕陽極似陰也此乾之上九亢龍有悔也其症設在傷寒或因失于汗下使陽氣亢極鬱伏于内狀似陰症唇焦舌燥能飲水漿大便閉硬小便赤澀然其脉雖沉按之着骨必滑數有力審其失氣穢臭殊常或時躁熱不欲衣被或揚手擲足譫語不休此陽症何疑故經曰其脉滑

数揬之鼓擊于指下者非寒也此爲陽盛拒陰也陰盛者脉必細微至陰盛之極而脉反躁疾陰極似陽也此坤之上六龍戰于野也在傷寒則悮服凉藥攻熱太速其人素本腎虛受寒遂變陰症逼其浮游之火發見于外狀似陽症面赤煩躁大便自利小便淡黄嘔逆氣促鄭聲咽痛然其脉揬之必沉細遲微審其渴欲飲水復不能飲此陰症何疑故經曰身热脉数揬之不鼓擊于指下者非热也此謂陰盛拒陽也乃知凡過極者反兼勝己之化在于學者之細心揣測則諸症無不洞其真偽矣

○因形氣以定診論

因形氣以定診論

遂脉審察者一成之矩也隨人變通者圓機之用也比如浮沉遲数以定表裏寒热此影之隨形復何論哉然而形體各有不同脉之来去因之亦異又不可执一說以概病情也何則肥盛之人氣居于表六脉常帶浮洪瘦小之人氣歛于中六脉常帶沉数性急之人五至方為平脉性緩之人四至便作热醫身長之人下指宜踈身短之人下指宜密北方之人每見實强南方之人恒多軟弱少壯多大老年多虚酒後常数飲後常洪遠行必疾久飢必空室女尼姑多濡弱嬰兒之脉常七至故經曰形氣相得者生三五不調者死其可不察于此乎而更有說為肥盛之人雖曰氣居于

表浮洪者是其常也然使肌肉過于堅厚則其脉之来也勢將不能直達于皮膚之上反欲重按乃見若徒守浮洪易見之說以輕手取之則糢糊細小本脉竟不能測瘦小之人雖曰氣斂于中沉數者是其常也然使肌肉過于淺薄則其脉之来也勢將即呈于皮膚之間反可浮取而知性急之人脉數是其常也適當從容無事亦近舒徐性緩之人脉遲是其常也偶值倥偬多冗亦隨急數北人脉强是其常也或累世膏粱或母係南產亦未必無軟弱之形南人脉弱是其常也或先天禀足或習耐勞苦亦間有實强执状少壯脉大是其常也夭促者多見虛細老年脉細是其常

重陰重陽　脫陰脫陽　陰陽相乘伏

顚者更為沉實室女尼姑濡弱者是其常也或境遇優游襟況逢憺脉來亦定冲和嬰兒氣禀純陽急數者是其常也或質弱脉來亦多遲慢以此類推則人身固有一定之形氣形氣之中又必隨地為之轉移方能盡言外之妙也

重陰重陽論

寸脉浮大陽也又兼疾脉此陽中之陽也名曰重陽尺内沉細陰也又兼遲脉此陰中之陰也名曰重陰上部重陽下部重陰陽亢陰隔癲狂乃成

脫陰脫陽論

六脉有表無裏如濡脉之類此名脱陰六脉有裏無表謂之陷下如弱脉之類此名脱陽六脉暴絶此陰陽俱脱也經曰脱陰者目盲脱陽者見鬼陰陽俱脱者危

○陰陽相乘相伏論

浮取之候兩関之前皆陽也若見緊濇短小之類是陽不足而陰乘之也沉取之候兩関之後皆陰也若見洪大數滑是陰不足而陽乘之也陰脉之中陽脉間一見爲此陰中伏陽也陽脉之中陰脉間一見爲此陽中伏陰也陰乘陽者必悪寒陽乘陰者必内熱陰中伏陽者期于夏陽中伏陰者期于冬以五行之理推之[illegible]

節可期也

○三因脉法論

外傷六氣曰外因脉来浮緩則傷風病在衛弦緊則傷寒病在營虚弱則傷暑病在氣沉緩則傷濕病在内長躁則傷燥病在血虚数則傷熱病在皮毛此外邪所干脉見其情俱當升散者也

内傷七情曰内因脉来虚散喜傷心也弦激怒傷肝也沉濇憂傷氣也結滯思傷脾也緊促悲傷肺也沉弱恐傷腎也動搖驚傷胆也此内淫所奪脉見其情俱當平補者也

飲食勞倦損傷曰不内外因脉来細数弦滑則傷飲短滑疾實則

傷食沉数須指則冷積弦数弱大則勞倦極也微弱伏数則色慾過也沉伏滞濇抑欝甚也此正氣之所奪脉見其情久則變爲虚勞俱當調理者也

四言脉訣

脉為血脉，百骸貫通，大會之地，寸口朝宗。

脉者血脉也。血脉之中氣道行焉，五藏六府以及奇經各有經脉，氣血流行，周而復始，循環無端，百骸之間莫不貫通，而總會之處則在寸口。夫寸口在左右手六部，皆肺之經脉也，何以各經之脉皆於此取乎？肺如華盖，居於至高，而諸藏府皆處其下，各經之氣無不上薫于肺，故曰肺朝百脉，而寸口為脉之大會也。

診人之脉，令仰其掌，掌後高骨，是名關上。

四言脉訣

関前為陽関後為陰陽寸陽陰尺先後推尋

寸候上焦関候中焦尺候下焦先後者謂先候寸部次候関又次候尺部也推者推其理尋者尋其象各察其得何脉也

胞絡與心左寸之應惟胆與肝左関所認膀胱及腎左尺為定胸中及肺右寸昭彰胃與脾脉屬在右関大腸幷腎右尺班班

男子之脉左大為順女人之脉右大為順男尺恒虚女尺恒盛

関前一分人命之主左為人迎右為氣口

関前一分者寸関尺各有三分共得九分今曰関前一分仍在関上但在前之一分耳故左為人迎辨外因之風以左関乃肝

胆脉肝為風藏故曰人迎緊盛傷于風右為氣口辨内因之食以右関乃脾胃脉胃為水穀之海脾為倉廪之官故曰氣口緊盛傷於食勿以外因兼求六氣勿以内因兼求七情也

神門屬腎兩在関後人無二脉必死不救

難經曰上部無脉下部有脉雖困無能為害盖兩尺屬腎水之為天乙之元人之元神在焉故為根本之脉而稱神門也

脉有七診曰浮中沉上下左右七法推尋

浮者輕下指于皮毛之間探其府脉也表也中者畧重指于肉之間候其胃氣也半表半裏也沉者重下指于筋骨之間察

其藏脉也裏也上者即上竟上者胸喉中事也即于寸内前一分取之下者即下竟下者少腹腰股膝脛足中事也即于尺後一分取之左右者即左右手也
又有九候即浮中沉三部各三合而為名每候五十方合於經
上下来去至止六字陰陽虛實脉中奧旨
此六字足以别乎陰陽虛實上者為陽来者為陽至者為陽下者為陰去者為陰止者為陰上者自尺部至上於寸口陽生于陰也下者自寸口下于尺部陰生於陽也脉有上下是陰陽相生病雖重不死来者自骨肉之分出于皮膚之際氣之升也去者

自皮膚之際還于骨肉之分氣之降也脉有來去是表裏交泰
病雖重必起此謂之人病脉和也若脉無上下來去死無日矣
故曰脉不往來者死若來疾去徐上實下虛爲癲厥疾來徐去
疾上虛下實爲惡風也至者脉之應止者脉之息也止而暫息
者愈之疾止久有常者死也
五藏不同各有本脉左寸之心浮大而散右寸之肺浮濇而短肝
在左關沉而弦長腎在左尺沉石而濡右關屬脾脉象和緩右尺
相火與心同斷
若夫時令亦有平脉春弦夏洪秋毛冬石四季之末和緩不忒

太過實強病生于外不及虛微病生于内

外因風寒暑濕燥火六氣之邪脉必洪大緊數弦長滑實

過矣内因喜怒憂思悲恐驚七情之傷脉必虛微細弱短濇濡

芤而不及矣

四時百病胃氣爲本

胃氣脉者緩而和匀不浮不沉不大不小不疾不徐意思欣欣

悠悠揚揚難以名狀者也不拘四季一切百病皆以胃氣爲本

凡診病脉平旦爲準虛靜凝神調息細審

一呼一吸合爲一息脉來四至平和之則五至無疴閏以太息三

至為遲〻則為冷六至為數〻即熱證轉遲轉冷轉數轉熱

遲数既明浮沉須别浮沉遲数辨内外因外因于天内因于人天有陰陽風雨晦明人喜怒憂思悲恐驚

浮脉法天候表之疾即外因也沉脉法地候裏之病即内因也外因者天之六氣陰淫寒疾陽淫熱疾風淫末疾雨淫腹疾晦淫惑疾明淫心疾是也内因者人之七情喜傷心怒傷肝憂思傷脾恐傷腎驚傷心也

浮表沉裏遲寒數熱浮數表熱沉數裏熱浮遲表寒沉遲冷結

此以浮沉遲数四脉提諸脉之綱也脉象雖多総不外此四脉

浮脉法天輕手可得泛泛在上如水漂木有力洪大来盛去悠無力虛大遲而且柔虛極則散涣漫不收有邊無中其名曰芤浮[illegible]為濡綿浮水面濡甚則微不任尋按更有革脉芤弦合看

此以浮脉提綱而取洪虛散芤濡微革七脉之兼乎浮者統彙于下也　浮脉法天輕清在上故輕手即見與肉分相應如木之漂于水面也　洪脉者如洪水之洪有波濤洶湧之象浮而有力来盛去衰即大脉也即鈎脉也　虛脉者浮而無力且大且遲也　散脉者亦浮而無力但按之如無比于虛脉則更甚矣若楊花飄散之象　芤脉者芤草中空状如葱管浮沉二候

易見故曰有邉獨中候豁然難見正如以指着葱浮取得上面之葱皮中取正在空處沉按之又着下面之葱皮也無中者非中候絶無但比之浮沉則無力也若泥為絶無是無胃氣矣

濡脉者浮而小且軟也 微者浮而極小極軟比於濡脉則更甚矣欲絶非絶似有若無 革脉者浮而且弦且芤浮多沉少外急内虚狀如皮革仲景曰弦則為寒芤則為虚虚寒相搏此名曰革

沉脉法地如投水石沉極為伏推筋着骨有力為牢大而弦長牢甚則實愊愊而強無力為弱柔小如綿細直而軟如蛛絲然

此以沉脉提綱而取伏牢實弱細五脉之兼乎沉者統彙于下也　沉脉法地重濁在下故重按乃得與筋骨相應如石沉于水底也　伏脉者沉之極也伏于下也沉脉在筋骨之間伏脉則推筋着骨然後可見也　牢脉者沉而有力且大且弦且長也　實脉者浮中沉三候皆有力更甚于牢脉也　弱脉者沉而極細軟也　細脉者沉細而直且軟也

遲脉屬陰一息三至緩脉和匀春柳相似遲細為濇往来極滯結則来緩止而復来代亦来緩止數不乖

此以遲脉提綱而取緩濇結代四脉之兼乎遲者統彙于下也

遲脉者往来遲慢為不及之象　緩脉者一息四至往来和匀
春風微吹柳梢即胃氣脉也　濇脉者遲滞不利狀如輕刀刮
竹　結脉者遲而時有一止也　代脉者遲而中止不能自還
且有定数如四時之有禅代不愆其期也故名曰代
数脉属陽一息六至往来流利滑脉可識有力為緊切繩極似数
時一止其名為促数如豆粒動脉無疑
此以數脉提綱而取滑緊促動四脉之兼乎数者統彙于下也
數脉者往来急数為太過之象　滑脉者滑而不滞如珠[illegible]
也　緊脉者緊急有力左右弾手切繩者喻其緊亦喻左右弾

也　促脈者数而時有一止如疾行而蹶也　動脈者形如豆粒厥厥動搖兩頭俱俯中間高起故短如豆粒

別有三脈短長與弦不及本位短脈可原過于本位長脈綿綿長而端直狀類弓弦

一脈一形各有主病脈有相兼還須細討

浮脈主表府病所居有力為風無力血虛浮遲表冷浮数風熱浮緊風寒浮緩風濕

浮虛傷暑浮芤失血浮洪虛火浮微勞極浮濡陰虛浮散虛劇浮弦痰飲浮滑痰熱

沉脉主裏為寒為積有力痰食無力氣欝沉遲虛寒沉數热伏沉
緊冷痛沉緩水畜
沉牢痼冷沉實热極沉弱陰虧沉細虛濕沉弦飲痛沉滑食滞沉
伏吐利陰毒積聚
遲脉主藏陰冷相干有力為痛無力虛寒
数脉主府主吐主狂有力實热無力虛瘡
滑司痰飲右関主食尺為畜血寸必吐逆
濇脉少血亦主寒濕反胃結腸自汗可測
弦脉主飲木侮脾經陽弦頭痛陰弦腹疼

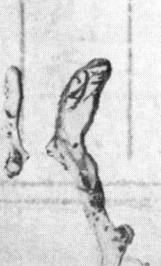

長則氣治短則氣病細則氣衰大則病進

浮長風癇沉短痞塞洪為陰傷緊主寒痛緩大風虛緩細濕痺緩

濇血傷緩滑濕痰

濇小陰虛弱小陽竭陽微惡寒陰微發熱陽動汗出為痛為驚陰

動則熱崩中失血虛寒相搏其名為革男子失精女人漏血

陽盛則促肺癰熱毒陰盛即結疝瘕積欝代則氣衰或泄濃血傷

寒霍乱跌打悶絶瘡疽痛甚女胎三月

發明雜證生死脈

脉之主病有宜不宜陰陽順逆吉凶可推

病有陰陽脉亦有陰陽順應則吉逆見即凶

中風之脉却喜浮遲堅大急疾其凶可知

中風者多虛脉以浮遲為順

中風之脉各有所兼盖新風挾凶邪或外感或内傷其脉隨之忽变兼寒則脉浮緊兼風則脉浮緩兼熱則脉浮數兼痰則脉浮滑兼氣則脉沉濇兼火則脉盛大兼陽虛則脉微數亦大而空兼陰虛則脉數亦如細弦陰陽虛則微數或微細虛滑為頭中痛緩遲為營衛衰大抵陽浮而數陰濡而弱浮滑沉滑微虛散數皆為中風之性空虛中之于表虛浮遲緩雖為正氣不歸猶可補救急大數疾邪不受制必死無疑可見大數而猶未至急疾者尚不可謂其必死也

中風浮緩　急實則忌　浮滑中痰　沉遲中氣　尸厥沉滑

辨証生死脉

卒不知人　入藏身冷　入府身温　風傷于衛　浮緩有汗
寒傷于營　浮緊無汗　暑傷于氣　脉虛身熱　濕傷于血
脉緩細濕

傷寒熱病脉喜浮洪沉微濇小證反必凶汗後脉静身凉則安汗後脉躁熱甚必難陽證見陰命必危殆陰證見陽雖困無害

此皆言傷寒之順逆也雖受寒邪傳裏必熱故曰熱病﹔既傷熱脉以浮洪為吉若沉微濇小是證与脉反故凶汗後邪解便當脉静身凉若躁而熱此謂汗後不為汗衰不可治矣陽證而見沉濇細弱微遲之陰脉則脉与證反命必危殆陰證而見浮大数動洪滑之陽脉雖若反證在他證忌之獨傷寒為邪氣將解之象病雖危困無害于命也

傷暑脉虛弦細芤遲若兼滑實別症當知

經曰脉虛身熱得之傷暑甲乙經曰熱傷氣而不傷形所以脉

滑勞 數知 極則 多沉 血氣數 痰弦主 寒肉從 沉滑兩氣 細濡

虛者是也若雖經曰其脉浮大而散殊有未然夫脉大而散乃心之本脉非病脉也故仲景不言但補其偏曰弦細而遲而即虛豁也弦細遲即熱傷氣之應也統而言之曰虛分而言之曰弦細而遲其不以浮大之脉混入虛脉之中稱為病暑之脉慮何周耶若面垢身熱傷暑之症已見而脉反滑實將兼痰與食矣

勞倦內傷脾脉虛弱汗出脉躁死證可察

勞倦傷脾故脾脉虛弱為順也若汗出而脉反躁疾則逆矣安得不死

瘧脉自弦弦數者熱弦遲者寒代散者絶

瘧者風暑之邪客于風木之府木来乘土脾失轉輸不能運水穀之精微遂多停痰留飲弦應風木又主痰飲無痰不成瘧故曰瘧脉自弦數熱遲寒自然之理獨見代散之脉則正氣衰脱不續不斂之象邪盛正衰定主凶折

泄瀉下痢沉小滑弱實大浮數發熱則惡

洩痢見于下部無論因之內外總屬傷陰耗裏之虛症沉小滑弱乃為相宜若实大浮洪則悪矣实大与虛相反浮洪与裏反邪盛正衰不言可喻再加發熱則陰氣彌傷而裏氣彌耗不住躁亡不已

嘔吐反胃浮滑者昌弦数緊濇結腸者亡

嘔吐反胃脾虛有痰也浮為虛滑為痰是其正象可以受補故曰昌也若弦数緊濇致則血液枯竭遂致糞如羊屎必死不治矣

霍乱之候脉代勿訝厥逆遲微是則可嗟

霍乱之脉洪大為佳若見代脉因一時清濁混乱故脉不接續非死脉也微細而舌巻囊縮脉至遲微陽衰陰盛真元漸絶之象暴脱者能漸生而漸絶者又何能暴起哉

喘息擡肩浮滑是順沉濇肢寒皆為逆症

喘症無非風与痰耳浮為陽為表為風滑為陽中之陰而為痰

為食若能散其邪則机関可利推其物則否塞可通故曰順脉沉為陰為裏為下部濇為陰為虚乃元氣不能接續豈能充四肢乎是以喘息擡肩而四肢又寒也若更見散脉則元真將隨喘而散死亡必矣故曰逆

嗽脉多浮〻濡易治沉伏而緊死期將至

嗽乃肺疾脉浮為宜兼見濡者病將退也沉則邪已入裏緊則寒邪不散均主病危

火熱之證洪數為宜微弱無神根本脫離

熱證而得洪數乃正應也若見微弱脉證相反藥餌根本脫絶藥餌難施矣

骨蒸發熱脉數為虚熱而濇小必殞其軀

骨蒸者腎水不足壯火僭上虚數二脉其正象也若見濇脉之脉所謂發熱脉靜不可救藥耳

勞極諸虚浮軟微弱土敗雙弦火炎則數

虛證宜見虛脉若兩手脉弦謂之雙弦：乃肝脉右

肝木乘脾故曰土敗火熱太過脉必極數甚而七至勞

六至以上便不可治

失血諸證脉必現芤緩小可喜數大堪憂

芤有中空之象失血者宜爾也緩小亦為虛脉順而可喜若脉數而大邪盛正衰為火爍真陰誠為可憂

畜血在中牢大却宜沉濇而微速愈者希

畜血者有形實證牢大之脉：證相宜倘沉濇而微是挾虛矣既不能自行其血又難施峻猛之劑安望其速愈耶

三消之脉數虛大者生細微短濇形脱堪驚

渴而多飲為上消：穀善飢為中消渴而便數有膏為下消三消皆燥熱太過惟見浮數大之脉為吉耳若脉細小浮濇則氣血之虛衰枯槁不言可知再加身體瘦悴是謂形脱即戴人所云燔木則為炭燔金則為液燔石則為灰煎海水則為鹽鬲水形

氣兩敗豈直可驚已哉

遺精白濁微濇而弱火盛陰虛芤濡洪數

小便淋閉鼻色必黃數大可療濇小知亡

熱乘津液則水道不利水道不利而有熱必鬱蒸而外發黃色見于鼻者以鼻為肺竅耳數大為火象火症見之又何妨乎若逢濇小為精血敗壞死亡將至矣

大便燥結須分氣血陽數而實陰遲而濇

癲乃重陰狂乃重陽浮洪吉象沉急凶殃

癲狂既分陰陽而脉皆取浮洪者蓋浮洪者屬陽在陽狂猶得之固與症相宜即陰癲者得之亦將從陰轉陽自裏達表之象故均為吉兆若沉而急沉則入陰迫裏急則強急不柔是無胃氣之脉也不論狂癲凶殃立至

癇宜虛緩沉小急實或但弦急必死不失

癇本虛疾脉來虛緩自應然也若沉小急實或虛而弦急者肝之真藏脉見矣安望其更生耶

心腹之痛其類有九細遲速愈浮大延久

九種心腹之痛皆宜遲細易于施療如浮而大是為中虛不能收捷得之效也

疝屬肝病脉必弦急牢急者生弱急者死

肝主筋疝則筋急故屬肝病也肝脉弦急是其常也疝係陰寒之谷牢主裏寒之脉亦其常也如且弱且急必有性命之憂

黄疸濕熱洪數偏宜不妨浮大微濇難醫

濕蒸熱壅黄疸生焉洪數浮大皆所宜也一見微濇虛衰已極必食少瀉多無藥可療矣

脹滿之脉浮大洪實細而沉微岐黄無術

脹滿屬有餘之症宜見有餘之脉浮大洪實是也沉細而微知元氣已衰症实脉虛無復他望矣

脹滿脉絃　土制于木　濕热数洪　陰寒遲弱　浮為虛滿緊則中実　浮大可治　虛小危極

五藏為積六府為聚實强可生沉細難愈

積也聚也皆實症也實脉强盛邪正相搏一以徵元本之壯實從府從陽故曰可生其脉沉細者陰脉也一以徵邪氣之深实入故曰難愈

喉痺之脉遲数為常纏喉走馬微伏則難

十二經脉與經別多過于此即不然亦在其前後左右其脉十多数〻則為热故耳間遲脉者乃是外邪襲經〻氣不利欝滞于所過之處故亦為痺脉来或遲亦與病合若腫痛麻癢之纏喉風須臾閉絶之走馬疳二者俱火中挾風凶暴急烈脉應浮大洪数而反見微伏是正衰邪盛補瀉罔從不亦難乎

諸風脉運有火有痰左濇死血右大虛看

頭痛多弦浮緊易治如呈短濇雖救何及

弦為陰脉乃陽虛不能張大或致外邪所乘況頭乃諸陽之府而為邪速于外使陽氣過鬱故脉多近弦或浮或緊不出風寒初起者散之則愈若短則陽脫于上濇則陰衰于下至于手足厥寒至節者與真心痛無異必死不治

頭痛多絃　浮風緊寒　熱洪濕細　緩滑厥痰　氣虛絃耎
血虛微濇　腎厥絃堅　真痛短濇

腰痛之沉弦浮緊滑實何者難療兼大者者失

足三陰從足入腹脉来沉弦者沉為在裏弦為主痛然何以又兼浮象乎乃沉弦者狀中有泛泛欲上之勢因風厥陰所謂腰中如張弓弦者是也故其風邪虛浮之性非言在表之浮也緊則兼寒滑為痰緊實因閃挫本乎外因雖困無害如房室過度煩劳不節以致精力耗竭腰脊空虛夫腰者腎之府力出于脊而腰者脊所系其為痛也轉側呻吟屈申不得膝酸脛冷腰寒面

黑行傴則僂不能久立此腎藏虛衰之極無可收斂反見空鬆故按之豁然而大自不作猜咎將誰挽壯盛者猶可挽回中年已後最爲難治

腰痛之脉 多沉而弦 兼浮者風 兼緊者寒 弦滑痰飲
濡細腎著 大乃腎虛 沉实閃肭

脚氣有四遲數浮濡脉空痛甚何可久持

脚氣發于三陽者輕發于三陰者重以三陰屬藏經絡居裏若非藏氣大虛邪不易及陳無擇謂風寒暑濕四邪皆能成病則遲數浮濡猶與症合痛則日盛而脉乃空邪盛正衰比之傷寒身涼脉躁勢則相反而咸非吉兆總以病脉背馳耳

脚氣有四遲寒數熱浮滑者風濡細者濕痿病肺虛脉多微緩或濇或緊或細或濡風寒濕氣合而爲痺浮濇而緊三脉乃備

中惡腹脹緊細乃生浮大維何邪氣已深

鬼祟之脉左右不齊乍大乍小乍數乍遲

此者乃為陽毒若脉不數身不熱所患之處不疼是邪客陰分不能鼓發多致內陷然必兼有煩懊嘔逆胸膈不安等症否則不熱不疼脉又不數是一不病人也何得謂之陰瘡而反重於陽症耶方癰疽之未潰也無論成膿與否熱邪鬱蓄外不疏通脉之鼓湧洪大是其宜也至於已潰則熱泄邪解而洪大之脉宜衰矣潰而不散衰一派熱邪正從何復誠為大可懼者與內

經所謂病温者汗出輙復熱而脉躁疾不為汗衰病名陰陽交
盡而陽飛越雖治無益

肺癰已成寸数而實肺瘘之形数而無力肺癰色白脉宜短濇浮大相逢氣損血失腸癰實熱滑数可必沉細無根其死可測

肺癰而寸口数實知膿已成矣肺葉焦瘘火乘金也是以数而無力肺癰幾作則肺氣虚損白者西方本色所謂一藏虚則一藏之本色見也短濇者秋金之素体若逢浮大是火來乘金尅我者為賊邪血氣敗壞之症也腸癰實也沉細虚也證實脉虚死期將至矣

腸癰实熱　滑数可知　数而不熱　関脉芤虚　微濇而緊
未膿當下　緊数膿成　切不可下

中毒之候尺寸数緊細微必危旦夕將殞

数緊者因毒氣盤鬱而搏擊也一見細微知其正氣已深虚毒邪深入其能久乎

金瘡出血脉多虛細急實大數垂亡休治

受創血去已多脉空自宜沉細而反見急數陰欲盡矣治之何用

婦人之脉以血為本血旺易胎氣旺雖孕少陰動甚謂之有子尺脉滑利妊娠可喜滑疾不散胎必三月但疾不散五月可別左疾為男右疾為女

此言女人胎前之脉也女為陰陰主血故女人以血為本本足而成胎亦易氣旺則血反衰是為本不足未有理失常而能孕者也少陰動甚者心手少陰之脉動甚也心主血動甚則血旺血旺易胎故云有子內經曰婦人手少陰脉動甚者妊子也心藏主血故胎結而動甚乃往來流利之義非厥厥如豆之動也尺脉者左右腎脉也腎為天一之水主子宮繫胞孕胎之根蒂也滑利則不枯濇而且有替替含物之象故喜其妊娠內經云陰搏陽別謂之有子蓋寸為陽尺為陰言尺陰之脉搏指而動

與寸陽之脉迥然分別也即此滑利之脉應指滑而不散滑為血液疾而不散乃血液斂結之象是為有胎三月矣若但疾而不散是從虛漸實從柔漸剛血液堅凝轉為形體故不滑耳此妊娠五月之脉其疾左勝于右是為男孕以男屬陽居左胎氣鍾于陽故左勝右勝于左是為女孕以女屬陰居右胎氣鍾于陰故右勝〻者甚不甚之謂非左疾右不疾也

欲產之脉散而離經新產之脉小緩為應實大弦牢其凶可明

此言產中之脉也其脉與十月懷妊平常見者忽異假如平日之脉原浮臨產則脉忽沉平日之脉遲臨產則脉忽數至如大小滑濇臨產皆忽然而異蓋十月之胎氣安定一旦欲落氣血動蕩胞胎迸裂自與經常離異經而脉亦非平昔之狀貌矣及其已產也氣血兩虛其脉宜緩滑緩滑則舒徐不因氣奪而急促滑則流利不因血去而濇枯均吉兆也若脉实大弦牢非產後氣血俱虛者所宜實為邪實大為邪進弦為陰斂而宣布不能牢為堅着而瘀凝不解是皆相逆之脉設外有症又豈能順乎

奇經八脉不可不察直上直下尺寸俱牢中央堅實衝脉昭〻胸中

有寒逆氣裏急症氣攻心支滿溺失

直上直下弦長相似尺寸俱牢是以有逆氣裏急之證症氣攻心正逆急也支滿者脹也溺失者衝脉之邪干腎也

直上直下尺寸俱浮中央浮起督脉可求腰背彊痛風癇為憂

直上直下則弦長矣尺寸俱浮中央亦浮則六部皆浮又兼弦長故其見證皆屬風家大牴衝脉主裏督脉主表也

寸口丸丸緊細實長男症女瘕任脉可詳

寸口者統寸關尺三部也丸丸動貌

寸左右彈陽蹻可決尺左右彈陰蹻可別關左右彈帶脉之訣

左右彈緊脉之象也陽蹻主陽絡故應于寸陰蹻主陰絡故應于尺帶脉如束帶之狀在人腰間故應于關

尺外斜上至寸陰維尺内斜上至寸陽維

從右手〻少陽三焦斜至寸上手厥陰心胞絡之位是陰維脈也從手左足少陰腎經斜至寸上手太陽小腸之位是陽維脈也斜上者不由正位而上斜向大指名為尺外斜向小指名為尺内邪在陽維陽蹻則發癲〻動而屬陽邪在陰維陰蹻則發癇〻靜而屬陰故也

脉有反関動在臂後別由列缺不干證候

經脉病脉業已昭詳將絶之形更當度量

心絶之脉如操帶鈎轉豆躁疾一日可憂

肝絶之脉循刀責〻新張弓弦死在八日

脾絶雀啄又同屋漏一似水流還如杯覆

肺絶維何如風吹毛〻羽中膚三日而號
腎絶伊何發如奪索辟〻彈石四日而作
命脉將絶魚翔蝦遊至如湧泉莫可挽留

脉賦

欲測病兮死生須詳脉兮有靈。脉理通乎神明可推測疾病之死生

左辨心肝之理右察脾肺之情。左手寸部胞絡與心脉関部胆脉與肝脉右手寸部胸中與肺脉関部胃脉與脾脉也

此為寸関所主。已上四藏脉與腑脉主乎兩手寸口関中

腎即兩尺分弁。腎有兩枚分居兩手尺部左手尺部膀胱小腸及腎脉右手尺部大腸與腎脉

三部五臟易識七診九候難明。三部寸関尺是也五藏心肝脾肺腎也七診九候見于脉旨論中

晝夜循環榮衛須有定数。血為榮氣為衛榮行脉中衛行脉外循環無端一日一夜周于身五十度故為定数

脉賦

男女長幼大小各有殊形男脉寸强尺弱女脉寸微尺盛老人脉濡而緩幼人脉數而急肥壯者細實羸瘦者長大是各有異形皆得其正候故為之平脉反此者為病脉

復有節氣不同須知春夏秋冬五日為候三候為氣三氣為一節一歲三百六十日共有七十二候二十四氣八節之令與夫春夏秋冬四時之更端各有所生之不同也

建寅卯月兮木旺肝脉弦長以相從正月寅二月卯足厥陰肝木之旺木當春而發故其脉来宜弦長

當其巳午心火而洪四月巳五月午手少陰心火之旺火性上炎故其脉来當洪大而散

脾屬四季遲和緩為宗辰戌丑未之月屬四季足太陰脾土之旺土性厚重寄旺于四季故其脉来應和緩

申酉是金為肺微浮短濇宜逢七月申八月酉手太陰肺金之旺金性輕浮故其脉来短濇而微浮

月臨亥子是乃腎家之旺得其沉細各為平脈之容十月亥十一月子足少陰

腎水之旺水性下沉故其脈來沉細而滑

既平脈之不衰已上五藏之脈四時隨經所旺而不衰故各得其平

反見鬼兮命危若心見沉細肝見短濇腎見緩肺見洪大脾見弦長皆為鬼賊之相剋故為死候

子扶母兮瘥速若心見緩肝見洪肺見沉之類此子扶于母是相生之道雖病易瘥

母抑子兮退遲腎病傳肝、肝病傳心之類此母來抑子病雖不死然稽延難愈也劉氏曰即腎得短濇肝得沉滑心得弦長為之虛邪者是也

得妻不同一治生死仍須各推我剋者為妻假如心得肺脈謂夫得妻脈也然妻來乘夫雖不為正剋生死各有推斷解見下文

假令春得肺脉爲鬼，得心脉乃是肝兒，腎爲其母，脾則爲妻。木火土金水相生也，木土水火金相剋也。假如春屬木，見肺金脉爲剋我之鬼也，見心火脉是我生之子也，見腎水脉是我生之母也，見脾土脉是我乘之妻也。

春得脾而莫療，冬見心而不治，夏得肺而難瘥，秋得肝亦何疑。訣云：春中若得四季脉，不治多因病自除。是爲微邪也，故病不治自愈。此言春得脾而莫療，反以微邪爲可畏，何也？蓋春中獨見脾脉，土乘木衰，土乘則生金來剋木故也。假如春中肝藏之脉弦而緩，弦是本脉尚存，雖土脾或乘之，此則爲微邪，不足慮也。若本脉全無而獨見脾緩之脉，此爲害也。上文所謂得妻不同一治，正此謂與夏秋冬皆以此類推。若本經脉全無，便不可以微邪論，故皆言不可治也。

此乃論四時休旺之理，明五行生剋之義。

患者要知欲死須詳脉之動止弾石劈〻而又急解索散〻而無聚雀啄頓来而又住屋漏将絶而復起弾石之脉若堅硬之物擊于石劈〻然殊無息數此肝元已絶胃氣空虚故也解索之脉猶索之解散在筋肉上數動散乱而不能復聚無復次第緣精枯血竭心腎俱絶也雀啄之狀来而急數連〻奏指忽然頓絶而止良久準前復来如雀之啄食謂来三而去一也屋漏之狀如屋之漏滴不相連續或来或去良久一滴于地而四畔濺起之貌皆緣脾元已散胃氣乏絶穀氣俱盡故見此両脉也

蝦遊苒〻而進退難尋魚躍澄〻而遲疑掉尾蝦游之脉沉時忽一浮若蝦之游于水面苒〻然不動少焉瞥然驚擲而去杳然不見久之倏而復来魚躍又曰魚翔浮時忽一沉其本不動而末强搖如魚之游水面身首貼然不動而尾獨悠颺緩搖之狀倏然沉没也皆緣元氣已絶榮衛両亡五臟俱敗不日而死矣

復有困重沉〻聲音劣〻寸関雖無尺猶不絶往来息均踝中不

歇如此之流何憂殞滅沉〻神昏也劣〻氣少也不謂無脈也不絕謂猶有脈也息均息数調匀也踝中不歇謂太谿之脈動而不止也流類也殞殁也

經文具載樹無葉而有根人困如斯垂死乃當更治

雜證生死脈摘要

中風 宜浮遲 忌急實大數

傷寒熱病 未汗宜陽脉 已汗宜陰脉

傷暑 宜虛弦細芤遲 忌滑實

勞倦內傷 宜脾脉虛弱 忌汗出脉躁

瘧 宜弦，弦數熱，弦遲寒 忌代散

泄瀉下痢 宜沉小滑弱細 忌實大浮數

久瀉 宜微細 忌浮洪

嘔吐反胃 宜浮滑 忌弦數緊濇

霍亂 宜浮洪 忌微遲

嗽 宜浮濡 忌沉伏緊

喘息擡肩 宜浮滑 忌沉短濇

火熱之症 宜洪數 忌微弱

勞極諸虛 宜浮軟微弱 忌土敗雙弦

骨蒸發熱 宜虛數 忌濇小

失血諸症 宜緩小 忌數大

又吐血 宜沉小 忌實大

雜証生死脉摘要

又唾血宜沉弱忌實大

又脫血宜陰脉忌陽脉

三消宜浮大忌細微短濇

小便淋閉宜數大忌濇小

癇宜虛緩忌沉小急實

脹滿宜浮洪大實忌細沉小微

頭痛宜弦浮滑緊忌短濇

腹痛宜沉細虛小遲忌弦長堅大疾

癥瘕宜沉實弦急忌虛弱

又衄血宜沉細忌浮大

又畜血在中宜實大忌沉微濇

又消渴宜數大忌虛小

癲狂宜浮洪實大忌沉急細

疝宜弦急牢急忌弱急

心痛宜細遲浮滑忌浮大短濇

腰痛宜沉弦浮緊滑實忌大

腸澼宜沉小遲滑大浮大忌數大濇細疾

積聚宜實强忌沉細

五疸宜洪數 忌洪數太過
水病宜浮大洪實 忌虛小細微
中惡腹脹宜緊細 忌浮大
癰疽宜微緩 忌滑數 又未潰洪數 㔾潰忌之
喉痺宜浮數 忌微伏
虛損宜耎緩 忌洪大
癆瘵宜浮滑 忌緊大
多汗宜虛小 忌緊數
上氣浮腫宜浮滑 忌微細

又黃疸濕熱宜洪數浮大 忌微濇
脚氣宜遲數浮濡 忌脉空
鬼祟左右不齊乍大 乍小乍數乍遲
肺癰肺痿宜短濇 忌浮大
中毒宜緊數洪大 忌細微
痿痺宜虛濡 忌緊急疾
瘦脱形發熱宜軟緩小 忌堅急大
諸氣宜浮緊 忌虛弱
病熱脉靜死 不治

温病發熱 細小死

内虛 宜沉細 忌浮大

欬逆 宜浮緩 忌弦急

金瘡出血 宜虛細 忌急實大數緊

婦人妊娠 宜弦緊牢強滑 忌沉細微

産後熱病 宜緩滑 忌弦急

崩漏 宜微弱 忌實大

區飪 宜虛小 忌緊急

内實 宜洪實 忌沉細

内外虛 宜實滑 忌沉濇

痞滿 宜滑 忌濇

婦人虛勞 右寸數者死

新産 宜小緩 忌實大弦牢

帶下 宜遲滑 忌急疾浮虛

墮胎 宜堅緊 忌小弱

外科脉候

浮数之脉應發熱其不發熱而反惡寒者若有痛處瘡疽之謂也○洪大之脉其主血實積熱瘡腫凡洪大者瘡疽之病進也○膿未成者宜下之膿潰之後脉見洪大則難治若兼自利尤為凶候○

数脉主熱○浮而数者為表熱○沉而数者為裏熱○諸緊数之脉應發熱而反惡寒者癰疽也○仲景曰数脉不時見則生惡瘡也○又曰肺脉数者生瘡也○凡諸瘡脉至洪数其内必有膿也○

實脉主邪盛○邪氣盛則實也○瘡疽得此可下之○若久病虚人則最忌之○以正不勝邪也○

外科脈候

滑脈多陽或為熱或為虛瘡疽得此膿未成者可內消膿已潰者宜托裏所謂始為熱終為虛也

散脈為血虛有表無裏也凡瘡毒膿潰之後脈見洪滑粗散而煩痛不除者難治以其正氣虛邪氣實也又曰肢體沉重肺脈大則斃謂其浮散無根也

長脈主陽氣充實傷寒得之將欲汗解也長而緩者胃脈也百病得之皆愈故曰長則氣治也

芤脈主陰虛血虛膿潰後得之為宜以脈病相應也

弦脈主肝邪瘡疽論曰弦洪相搏內寒外熱欲發瘡疽也

緊脉主切痛積癖凡瘡疽得此則氣血留滯邪結不散多為痛也

短脉主虛經曰短則氣病以其乏胃氣也瘡瘍脉短真氣虛也諸

病見之皆為難治尤不可攻也

濇脉主血虛氣濇瘡瘍潰後得之無妨

沉脉為陰瘡瘍得之邪氣深也

遲脉主陽氣不足瘡瘍得之潰後自愈

緩脉無邪長而緩者百病皆宜瘡瘍得此則易愈以其有胃氣也

弱脉主氣血俱虛形精不足大抵瘡家之脉凡沉遲濡弱者皆宜

托裏

微脉主虛直氣復則生邪氣勝則死瘡瘍潰後微而和者將愈也

細脉主陽衰瘡腫脉細而沉者裏虛而欲變證也

虛脉空而無力脉虛則血虛血虛生寒陽氣不足也瘡瘍得之止宜托裏養血補氣也

軟脉少神元氣弱也凡瘡瘍之脉但見虛遲軟弱者悉宜補虛排膿托裏

牢脉堅强陰之虧也凡瘰癧結腫之類診得牢脉者皆不可内消也

結促之脉凡陰衰則促陽衰則結大抵結促之脉由氣血俱虛而斷續者居多瘡瘍得之多宜托裏然有素禀結促者又當以消

力無力辨其虛實實者可下虛者不可不補
右癰疽脉二十二種大都微弱虛細遲緩短濇者必氣血皆虛形精不足俱當用補用托不可妄攻無待言也即如浮滑弦洪結促等脉此中最有疑似亦不得以全實論治必須詳審形證或攻或補庶無誤也
齊氏曰瘡瘍之證若不診候何以知陰陽勇怯血氣聚散又曰脉洪大而數者實也細微而數者虛也
河間曰脉沉實者其邪在臟浮大者其邪在表
立齋曰癰疽未潰而脉先弱者何以收歛

外科脉候

張景岳著

浮数之脉　理應發熱　其不發熱　而反惡寒　若有痛處
瘡疽之謂　洪大之脉　瘡疽病進　其主血熱　積熱瘡腫
膿未成者　急宜下之　膿潰之後　洪大難治　若兼自利
尤為凶候　数脉不時　則生惡瘡　浮数表熱　沉数裡熱
緊数反寒　癰疽之兆　肺脉数者　其亦生瘡　瘡脉洪数
内必有膿　實脉邪盛　邪盛則實　瘡疽得此　下之可也
久病則忌　正不勝邪　滑脉多陽　或熱或虚　膿未成者
可以内消　膿已潰者　急可托裏　疽瘡得此　始實終虚

散脉血虚　有表無裏　膿潰之後　洪滑者散　煩痛不除
瘡疽難治　因正氣虚　邪氣實也　肢體沉重　肺脉散大
浮散無根　必死而已　長脉主陽　其氣充實　傷寒得之
將欲汗解　長而緩者　胃脉有神　百病皆愈　長則氣治
濡脉如綿　氣血兩虚　潰後為宜　脉病相應　弦脉肝邪
與洪相搏　内寒外熱　欲發疽瘡　緊脉主痛　氣血留滞
邪結不散　多為痛也　短脉主虚　短則氣病　瘡瘍脉短
乃真氣虚　諸病見之　難治不攻　澁脉氣澁　潰後無妨
沉脉為陰　瘡邪氣深　遲脉為陰　陽氣不足　瘡瘍得之

潰後自愈　緩脉無邪　其有胃氣　長而緩者　百病皆宜
瘡瘍得此　可以易愈　弱脉兩虚　形精不足　沉遲濡弱
皆宜托裏　微脉主虚　真生邪死　瘡瘍潰後　和者將愈
細脉為陰　陽衰不足　見沉裏虚　而欲变證　虚脉無力
脉虚血虚　血虚生寒　陽氣不足　止宜托裏　養血補氣
軟脉少神　元氣弱也　瘡瘍脉見　虚遲軟弱　悉宜補虚
排膿托裏　牢脉堅強　陰之虧也　瘰癧結腫　不可內消
結促之脉　由虚氣血虚　陰衰則促　陽衰則結　瘡瘍得之
多宜托裏　素稟結促　當辨虚實　實者可下　虚者必補

癰疽之脉　二十二種　微弱虚細　遅緩短濇　如此脉類
氣血皆氣（虚）　形精不足　當用補托　不可妄攻　無待言也
即如浮滑　弦洪結促　最有疑似　莫全實論　詳審形證
或攻或補　瘡瘍之證　不瞻（診）何知　陰陽勇怯　血氣聚散
洪大數實　細微數虚　脉沉實者　其邪在藏　脉浮大者
其邪在表　未潰先弱　何以收斂　癰疽脉數　浮陽沉陰
浮數不熱　但惡寒侵　若知痛處　急灸或針　洪數病進
將有膿潰　滑實緊促　内消可禁　宜托裏者　脉虚濡遅
或芤濇微　潰後亦宜　長緩易治　短散則危　結促代見

必死無疑

兒科脉候

小兒之脉 全憑虎口 風氣命関 三者細剖 其色維何
色赤為热 在脉則数 色白為寒 在脉則遅 色黄為積
在脉則緩 色青黑痛 在脉沉弦 紫热傷寒 青則驚風
白為疳病 黄乃脾困 黑多赤疔 有紫相兼 口必加渴
虎口紋乱 氣不調和 紅黄隱隱 乃為常候 無病之色
最為可喜 至夫變態 由乎病甚 因而加變 黄甚作紅
紅甚作紫 々甚作青 々甚作黑 々純不治 三歲以上

兒科脉候

便可憑脉　獨以一指　按其三部　六至七至　乃為常則
增則為熱　減則為寒　脉來浮数　乳癇風熱　虛濡驚風
緊實風癇　弦緊腹痛　弦急氣逆　牢實便秘　沉細為冷
乍大乍小　知為祟脉　或沉或滑　皆由宿食　脉乱身熱
汗出不食　食已即吐　必為變蒸　浮則為風　伏結物聚
单細疳勞　氣促脉代　散乱無倫　百難必一　所有死證
雖治無成　眼上赤脉　下貫瞳神　顖門腫起　兼及作坑
鼻乾黑燥　肚大青筋　目多直視　覩不轉睛　指甲青黑
忽作鴉聲　虛舌出口　嚙齒咬人　魚口氣急　啼不作聲

蛔虫既出　必是死形
錢仲陽曰小兒之脉氣不和則弦急傷食則沉緩虚驚則促急風則浮冷則沉細脉乱者不治
薛氏曰凡看脉先定浮沉遲数陰陽冷熱沉遲為陰浮数為陽浮主風沉遲主虚冷實主有熱緊主癲癇洪主熱盛沉緩主虚瀉微遲有積有虫遲濇主胃脘不和沉主乳食難化沉細主乳食停滯緊絃主腹中熱痛牢實主大便秘沉而数者骨中有熱絃長是肝膈有風緊数乃驚風為患四肢掣顫浮洪乃胃口有熱沉緊主腹痛有寒虚濡者有氣又主慢驚芤主大便利血

太素脉訣

混沌既判，陰陽肇分，將察窮通，盡屬五行之內；欲明貴賤，須知部位為真。滑通流利，必應富貴之人；急濡遲滯，乃是貧窮之輩。貴人反滑賤脉，不測災來；賤人或得貴脉，勃然喜至。肝乃己身之位，要見相生；膽為官祿之宮，最宜徤旺。心逢洪盛，當為廊廟之才；肝遇弦長，定主公卿之貴。緩居六部，心善而必寬和；緊遇三關，性躁而難激觸。脾宮緩大，妻財定主豐盈；腎位沉滑，父母必然益壽。庚逢甲乙，背父母而走他鄉；甲生丙丁，主子孫而榮祖業。命門沉滑，奴僕必主忠良；焦位輕清，駟馬定須强盛。火帶柔和流利，位列三公

太素脉訣

脾来緩大寬和官高一品肺逢緩(浮)好賢善而濟飢貧肝部輕浮多計謀而貪酒色性好嗔而節儉心不調匀量愛博以寬和脾之緩大三関沉滯為人必定貪愚六部分明作事定須正直腎逢動滑居官必主遷移肝若微浮破財而遭詞訟木来弦盛常(懷)正直之心水若散沉定犯貪淫之乱女人脉緩更調匀可兩國之封男子脉弦并流利有三公之位脾宫緩大生平樂事(自)無憂腎位滑沉處世安然必壽金逢春至秋来必定多災冬遇木来春到必須有喜名標龍虎之榜膽位弦長德佐賢聖之君心宫洪盛先匀後濇定知富屋之貧先濇後匀必(是)而(而)貧暴富三関生旺雖逢災厄無虞六部

受傷縱遇遷移非久年来剋脉憂官又恐災臨脉若剋年加職仍兼進寶水歸火旺雖有子而難招木入土宮縱遇財而弗積大沉陰濇常招盜賊之名脉大急粗必主軍徒之列腎来沉滑婦人生子以超羣心部細沉女子剋夫而未了欲知壽脉之短長須看命門而與腎沉滑則壽居百歲伏絶則命在須臾短伏而沉主水溺之厄濡沉而濇遭虎蛇之傷若逢遲滯防身危而遭跌或遇濇沉非自損而他傷堅牢必主飢凍沉滑自然安康短伏而市場之刑緊数主疾病之苦

太素可採之句

脉形圓净至数分明謂之清脉形散澁至数模糊謂之濁質清脉清富貴而多喜質濁脉濁貧賤而多憂質清脉濁此爲清中之濁外富貴而内貧賤失意處多得意處少也質濁脉清此謂濁中之清外貧賤而内富貴得意處多失意處少也若清不甚清濁不甚濁其得失相半而無大得喪也富貴而壽脉清而長貧賤而夭脉濁而促清而促者富貴而夭濁而長者貧賤而壽

太素大要

論貴賤切脉之清濁論窮通切脉之滑澁論壽夭以浮沉論時運以旺衰論吉凶以緩急　凡人兩手清微如無脉者此純陰脉主貴有兩手俱洪大者此純陽脉主貴

四時五藏平脉

	心	肝	腎	肺	脾
春令脉 正月二月	弦而浮洪	弦而長	弦而沉滑	弦而微浮	弦而緩
夏令脉 四月五月	洪大而散	洪而弦大	洪而沉滑	洪而浮濇	洪而遲緩
四季脉 三六九十二月	緩而洪	緩而弦	緩而沉濡	緩而浮濇	緩大而慢
秋令脉 七月八月	浮而洪	浮而弦細	浮而滑	浮而短濇	浮而緩大
冬令脉 十月十一月	沉而洪	沉而弦	沉而滑	沉而濇	沉而緩

按五藏之脉四時隨經所旺而不良者故各得其平脉也反此者為病脉矣

五邪脉

	春	夏	四季	秋	冬
本經自病者為正邪	弦	浮洪而散	緩慢而大	浮濇而短	沉細而滑
尅我者為賊邪從所不勝來	浮濇而短	沉細	弦	浮洪	緩大
生我者為虛邪從後來	沉細而滑	弦	浮洪	緩慢而大	浮濇而短
我生者為實邪從前來	浮洪	緩大	浮濇而短	沉細而滑	弦
我尅者為微邪從所勝來	緩大	浮濇而短	沉細而滑	弦	浮洪

假令心病中風得之虛邪傷暑得之正邪飲食勞倦得之實邪傷暑得之微邪中濕得之賊邪

○南政北政有不應之脉

不應者脉来沉細不應於指甚至極沉極細而伏幾于不可見也第覆病者之手而診則見矣凡值此不應之脉乃歲運所至命曰天和非病脉也醫不知此若悞以病脉治之反伐天和以致夭亡可不慎哉

甲己二年為土運是南政蓋土位居中如君之面南而行令三陰司天則寸不應三陰在泉則尺不應　如少陰司天則兩寸不應少陰為君故兩寸不應也厥陰司天則右寸不應太陰司天則左寸不應　少陰在泉則兩尺不應厥陰在泉則右尺不應太陰在泉則左尺不

南北政有不應之脉

應

乙庚丙辛丁壬戊癸八年乃金水木火之四運為北政如臣之北面而行三陰在上則尺不應三陰在下則寸不應　如少陰司天則兩尺不應厥陰司天則左尺不應太陰司天則右尺不應少陰在泉則兩寸不應厥陰在泉則右寸不應太陰在泉則左寸不應若寸當沉細而反浮大尺當浮大而反沉細尺當不應而反浮大寸當浮大而反沉細者是為尺寸反經曰尺寸反者死　如右當不應而反浮大左當浮大而反沉細左當不應而反浮大右當浮大而反沉細者是為左右交經曰左右交者死

○六氣之脉應節候之診

厥陰之至其脉弦○

此言主氣也大寒至驚蟄為厥陰風木主之初氣也其氣之至脉来弦也但子午之年客氣之初氣乃太陽寒水然太陽之至其脉大而長之類為醫者學宜活潑不可拘執若只言主氣而不言客氣恐臨診有所不應後學無所適從也丑未之年客之初氣厥陰風木寅申之年客之初氣少陰君火卯酉之年客之初氣太陰湿土辰戌之年客之初氣少陽相火巳亥之年客之初氣陽明燥金也

少陰之至其脉鈎○

春分至立夏為少陰君火主之二氣也但子午之年客之二氣厥陰風木即丑未之初氣也丑未之年客之二氣少陰君火即寅申之初氣以此類推

六氣之脉應節候之診

少陽之至大而浮

少滿至小暑為少陽相火主之三氣也如子午年客之三氣即寅申年客之初氣少陰也丑未年客之三氣即卯酉年客之初氣太陰之類是也

太陰之至其脉沉

大暑至白露為太陰濕土主之四氣也如子午年客之四氣即卯酉年客之初氣太陰濕土丑未年客之四氣即辰戌年客之初氣少陽之類是也

陽明之至短而濇

秋分至立冬為陽明燥金主之五氣也如子午年客之五氣即辰戌年客之初氣少陽相火丑未年客之五氣即巳亥年客之初氣陽明之類

太陽之至大而長

小雪至小寒為太陽寒水主之氣六也如子午年客之六氣即己亥年客之初氣陽明燥金丑未年客之六氣即子午年客之初氣太陽寒水之類以此而推之也

按以上六氣之脉各有其時時至則氣至氣至則脉至所謂天和也經曰毋伐天和若至而甚則失中和之氣則病但如弦無胃之類時至脉不應未氣不足也亦病時未至而脉先至来氣太過也亦病如此之類安可不知也

司天在泉詩

子午少陰君火天　陽明燥金應在泉
丑未太陰濕土上　太陽寒水兩連綿
寅申少陽相火旺　厥陰風木地中聯

司天在泉詩

卯酉却與子午倒　辰戌巳亥亦皆然

卯酉年陽明司天　少陰在泉
辰戌年太陽司天　太陰在泉
巳亥年厥陰司天　少陽在泉
以此推之是也

六氣司天所主天時詩

風木司天主有風　少陰君火日融融
相火當權多酷熱　太陰濕土雨濛濛
燥金用事多清肅　寒水當時冷氣攻

六氣司天所主民病詩

風木司天多掉眩　少陰瘡瘍熱相煎

相火流行瘟疫盛　太陰濕土胃家愆
燥金用事多皮揭　寒水當權筋骨牽

主運詩

大寒木運始行初　清明前三火運居
芒種後三土運是　立秋後六金運推
立冬後九水運伏　周而復始萬年如

客運詩

甲己化土南政君　丙辛水運乙庚金
丁壬化木戊癸火　此為北政居於臣

主氣詩

大寒厥陰之氣初○春分君火二之隅○
小滿少陽為三氣○大暑太陰四相呼○
秋分陽明五是位○小寒太陽六之餘○

客氣詩

子午太陽寒水始○丑未厥陰風木通○
寅申少陰君火初○卯酉太陰濕土是○
辰戌少陽相火光○巳亥陽明燥金主○

此訣乃輪流數去之法假如子午年初氣太陽二氣厥陰三氣少陰四氣太陰五氣少陽六氣陽明又如丑未年初氣厥

六氣合六部診候圖

左手主氣圖

左尺			左關			左寸		
沉	中	浮	沉	中	浮	沉	中	浮
小雪十五日 大雪五日	大雪十日 冬至十日	冬至五日 小寒十五日	大寒十五日 立春五日	立春十日 雨水十日	雨水五日 驚蟄十五日	春分十五日 清明五日	清明十日 穀雨十日	穀雨五日 立夏十五日

終之氣太陽寒水初之氣厥陰風木二之氣少陰君火

右手主氣圖

右寸			右關			右尺		
浮	中	沉	浮	中	沉	浮	中	沉
立冬十五日 霜降五日	霜降十日 寒露十日	寒露五日 秋分十五日	白露十五日 處暑五日	處暑十日 立秋十日	立秋五日 大暑十五日	小暑十五日 夏至五日	夏至十日 芒種十日	芒種五日 小滿十五日

五之氣陽明燥金四之氣太陰濕土三之氣少陽相火

六氣合六部脉候圖

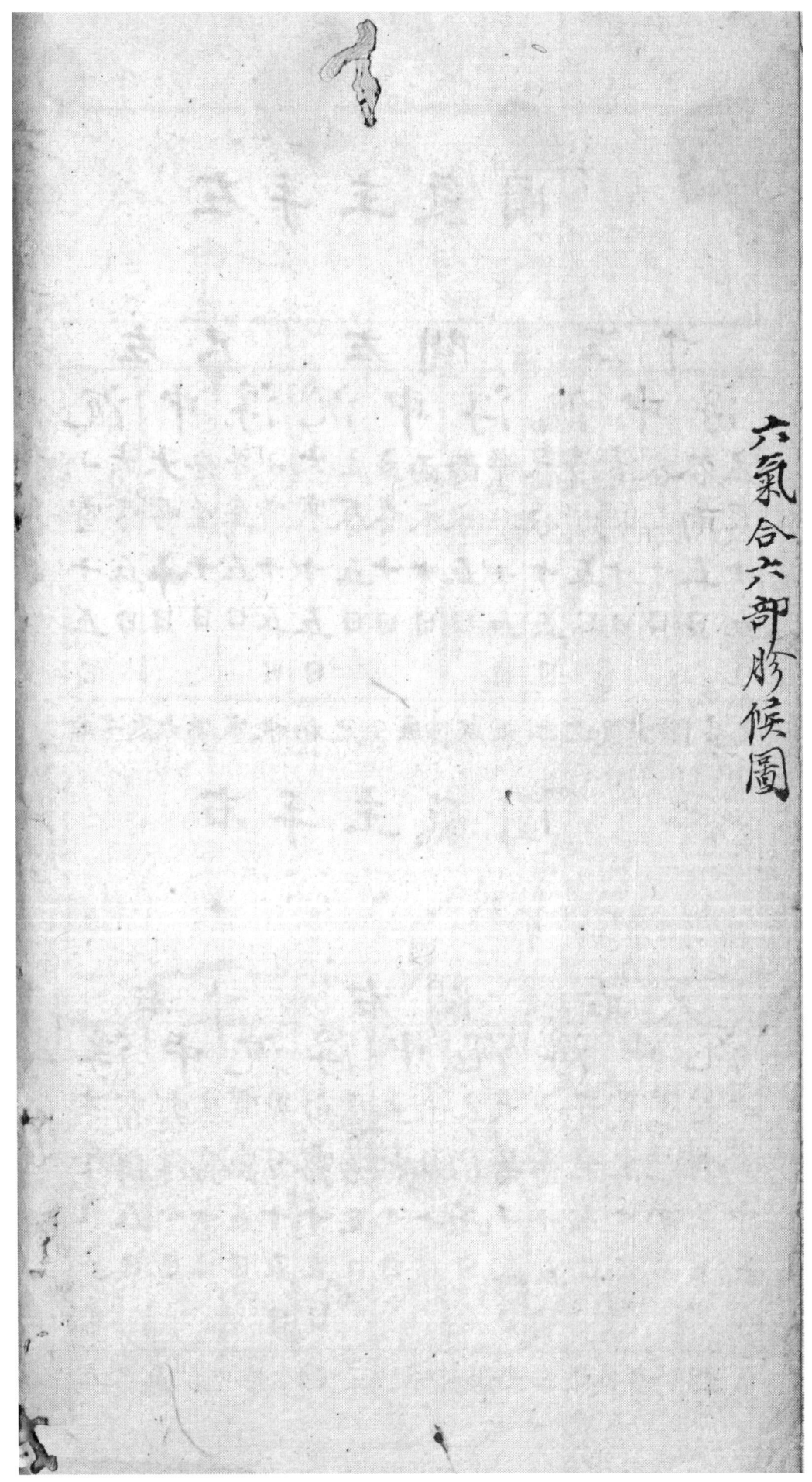

○肺藏脉法

肺脉浮濇而短肺合皮毛脉循皮毛而行持肺脉之法下指如三菽重輕輕按至皮毛而得者為浮稍稍加力脉道不利為濇不及本位為短此肺脉之平也亦曰毛　肺部不見毛而見洪大此心火刑之也是謂賊邪見弦急此肝侮之也是為微邪見沉細此腎水乘之也是為實邪見緩大此脾土救之也是為虛邪

秋肺司命西方金也萬物之所以收成也其氣來輕虛以浮來急去散故曰浮反此者病氣來毛而中央堅兩旁虛如循雞羽此為太過病在外氣來毛而微此為不及病在中太過則令人逆氣而

肺臟脉

背痛慍〻然不舒不及則令人喘呼吸少氣而咳上氣見血喘而咯血肺中有聲　秋以胃氣為本秋胃微毛曰平毛多胃少曰病但毛無胃曰死毛而有弦曰春病弦甚曰今病

平肺脉來厭〻聶〻如循榆莢病肺脉來不上不下如循雞羽死肺脉來如物之浮如微風吹毛真肺脉來大而虛如以毛羽中人膚色赤白不澤毛折乃死肺至懸絶十二日死

經曰如風吹毛曰肺死又曰真肺脉至如以毛羽中人膚皆状其散乱無緒但毛而無胃氣又曰肺絶三日死又曰丙日篤丁日死〻于巳午時

凡浮而濇短皆肺也肺脉搏堅而長當病吐血耎而散病灌汗至令不復散發

心藏脉法

心脉浮大而散心合血脉脉循血脉而行持心脉之法下指如六菽之重畧畧按至血脉而浮者為浮畧加力脉道粗大為輭濶為散此心脉之平也有力為洪亦曰鈎　心部不見鈎而見沉細此腎水刑之也是為賊邪見毛濇此肺金侮之也是為微邪見緩大此脾土乘之也是為實邪見弦急此肝木尅之也是為虛邪

夏心司令南方火也萬物之所以盛長也其氣來盛去衰故曰鈎

反此者病氣來盛去亦盛此為太過病在外也氣來不盛去反盛此為不及病在中也太過則令人身熱而膚痛為浸淫不及則令人煩心上見咳唾下為氣泄

心臟脉

夏以胃氣為本夏胃微鈎曰平鈎多胃少曰病但鈎無胃曰死鈎而有石曰冬病石甚曰今病

平心脉來累累如連珠如循琅玕病心脉來喘喘連屬其中微曲死心脉来前曲後倨如操帶鈎真心脉來至堅而持如循薏苡子累累然色赤不澤毛折乃死心至懸絕九日死

經曰脉来前曲後倨如操帶鈎曰心死前曲者謂輕取則堅强而不柔後倨者謂重取則牢實而不動如持革帶之鈎全失冲

和之氣但鈎無胃故曰心死又曰如循薏苡子累累然狀其短實堅強直藏脉也又曰心絕一日死又曰壬日篤癸日死死于亥子時

凡洪大而浮皆鈎皆心也心脉搏堅而長當病舌卷不能言耎而散消環而已心脉急病名心疝少腹當有形也

脾藏脉法

脾脉緩而大脾合肌肉脉循肌肉而行持脉之法下指如九菽重暑重按至肌肉如微風輕颺柳梢為緩次稍加力脉道敦重為大此脾脉之平也亦曰耎而弱　脾脉不見耎弱而見弦急此肝木

脾藏脉

刑之也是為賊邪見沉細此腎水侮之也是為微邪見毛濇此肺金乘之也是為實邪見洪大此心火救之也是為虛邪

脾為孤藏以貫四旁盛于長夏其脉来如水之流此為太過病在外如鳥之喙此為不足病在中太過則令人四肢不舉不及則令人九竅不通名曰重强

長夏以胃氣為本胃而微耎弱曰平弱多胃少曰病但代無胃曰死弱而有石曰冬病石甚曰今病

平脾脉来和柔相雜如雞踐地病脾脉来實而盈數如雞舉足死脾脉来鋭堅如鳥之喙如鳥之距如屋之漏如水之流如杯之覆

真脾脉来弱而乍踈乍数色黄青不澤毛折乃死脾至懸絶四日死

舊訣曰雀喙連来四五至歇〻而再至如鳥之喙狀其硬也屋漏少刻一點落良久一至有如屋漏狀其不能相接若水流去而不返若杯覆止而不揚皆脾絶也經曰脾絶四日死又曰甲日篤乙日死〻于寅卯時

凡耎緩皆脾也脾脉搏堅而長色黄病少氣耎而散色不澤病足胻腫若水狀也胃脉搏堅而長色赤病折髀耎而散病食痺實則脹虚則泄

肝藏脉法

肝脉弦而長肝合筋脉循筋脉而行持肝脉之法下指如十二粟之重〻按至筋而脉如切繩曰弦迫〻端直而長此肝脉之平也肝部不見弦而見短濇此肺金刑之也是為賊邪見緩大此脾土侮之也是為微邪見洪大此心火乘之也是為實邪見沉細此腎水救之也是為虛邪

春肝司令東方木也萬物之所以始生也其氣来耎弱輕虛而滑端直以長故曰弦反此者病氣来實而強此為太過病在外氣来不實而微此為不及病在中太過則令人善怒忽〻眩冒而癲疾

南京中醫藥大學圖書館藏未刊中醫稿抄本精粹・傷寒、診法卷

不及則令人胸痛引背下則兩脇胠滿　春以胃氣為本胃而微弦曰平弦多胃少曰病但弦無胃曰死弦而毛曰秋病毛甚曰今病

平肝脉来耎弱迢迢如揭長竿末稍病肝脉来盈實而滑如循長竿死肝脉来勁急如新張弓弦真肝脉至中外急如循刀刃責責然如按琴瑟色青白不澤毛折乃死肝至懸絶十八日死

經曰真肝脉至中外急如循刀刃又曰脉来急溢勁如新張弓弦曰肝死又曰肝絶八日死又曰庚日篤辛日死死于申酉時

凡弦皆肝也肝脉搏堅而長色不青當病墜若搏因血在脇下

腎藏脉

令人喘逆其耎而散色澤當病溢飲溢飲者渴暴多飲而易入肌皮腸胃外也

腎藏脉法

腎脉沉而耎滑腎合骨骨脉循骨而行持腎脉之法下指極重按至骨而得曰沉無力為耎流利曰滑此腎脉之平也亦曰石

腎脉不見石而見緩大以長此脾土刑之也是為賊邪見洪大此心火侮之也是為微邪見弦長此肝木乘之也是為實邪見短濇此肺金救之也是為虛邪

冬腎司令北方水也萬物之所以合藏也其氣來沉以搏故曰營

反此者病其来如弹石者此為太過病在外其去数者此為不及

病在中太過則令人解㑊脊脉痛少氣不欲言不及則令人心懸

如病飢䏚中清（䏚腰中也）脊中痛少腹滿小便变　冬以胃氣為本胃

而微石曰平石多胃少曰病但石無胃曰死石而有鉤曰夏病鉤

甚曰今病

平腎脉来喘々累々如鉤按之而堅病腎脉来如引葛按之益堅

死腎脉（来）發如奪索辟々如弾石真腎脉来搏而絶如弾石辟々然

色黄黑不澤毛折乃死腎至懸絶七日死

經曰脉来奪索辟々如弾石曰腎死又曰腎絶四日死又曰戊

日篤已日死〻于辰戊丑未時舊訣云弾石硬来尋即散搭指
散乱如解索是正謂此也
凡沉滑皆營皆石皆腎也腎脉搏堅而長色黄赤病折腰耎散
病少血至冬不復

○督脉

經論　督脉尺寸中央三部俱浮直上直下

經脉　張潔古曰督者都也為陽脉之都綱　内經曰督脉起于下極之腧並于脊裏上至風府入腦上巔循額至鼻柱極于上齒縫中齗交穴

主病　為外感風寒之邪　王叔和為腰脊强痛不得俛仰大人癲病小兒風癇　内經謂實則脊强反折虚則頭痛　寸関尺三部皆浮且直上直下者為弦長之象故主外邪

任脉

督脉　任脉　衝脉

經論　任脉寸口脉緊細實長至關又曰寸口邊丸〻

經脉　任者妊也為陰脉之海也　內經謂任脉起于中極之下循腹裏由關元上咽至承漿下齗交極目下承泣穴為陰脉之都綱也

主病　男子內結七疝女子帯下瘕聚王叔和謂少腹繞臍下引陰中痛又曰苦腹中有氣如指上搶心不得俛仰拘急又緊細實長者中寒而氣結也　寸口丸〻即動脉也狀如豆粒厥〻動搖故主氣上冲心

衝脉

經論　衝脉尺寸中央俱牢直上直下牢脉似沉似伏實大而長微弦乃三部之脉皆沉有力直上直下弦實之象也

經脉　衝脉起于氣街在少腹毛中兩旁各二寸俠臍左右上行至胸中而散為十二經之根本故稱經脉之海亦稱血海也

主病　靈樞曰衝脉血盛則滲灌皮膚生毫毛女子數脱血不榮其口脣故髭鬚不生宦者去其宗筋傷其衝脉故鬚亦不生　越人曰衝脉為病逆氣而裏急　東垣曰凡逆氣上冲或兼裏急或作燥熱皆衝脉逆也宜補中益氣湯加知蘗　王叔和曰衝脉用事則十二經不復朝于寸口其人若恍惚狂癡　衝脉與督脉無

陽蹻脉 陰蹻脉

異但督脉浮而衝脉沉耳

陽蹻脉

經論 陽蹻脉寸部左右弾（弾者緊脉之象）

經脉 陽蹻脉起于足跟中上外踝循脇上肩夾口吻至目極于耳後風池穴

主病 越人曰陽蹻為病陰緩而陽急 王叔和註曰當從外踝以上急内踝以上緩又曰寸口脉前部左右弾者陽蹻也苦腰背痛癲癇僵仆惡風偏枯㾓痺體強 左右弾即緊脉之象

陰蹻脉

經論　陰蹻脉尺部左右弾

經脉　陰蹻脉起于足跟上内踝循陰上胸至咽極于目内眥睛明穴

主病　越人曰陰蹻為病陽緩而陰急叔和註曰當從内踝以上急外踝以上緩又曰寸口脉後部左右弾者陰蹻也苦癲癇寒熱皮膚淫痺少腹痛裏急腰及髖窌下連陰痛男子陰疝女子漏下　張潔古云蹻者捷疾也二蹻之脉起于足使人蹻捷也陽蹻在肌肉之上陽脉所行通貫六府主持諸表陰蹻在肌内之下陰脉所行通貫五藏主持諸裏

帶脉　陰維脉　陽維脉

帶脉

經論　帶脉関脉左右弹

經脉　帶脉起于季脇周圍一周　如束帶然

主病　越人曰帶之為病腹滿腰溶溶如坐水中　明堂曰女人少腹痛裏急瘈瘲月事不調赤白帶下　楊氏曰帶脉總束諸脉使不妄行如人束帶而前垂此脉若固即無帶下漏經之疟矣

陰維脉

經論　陰維脉尺外斜上至寸（斜上者不由正位而上斜向大指名曰尺外斜小指名曰尺内）

叔和曰寸口脉從少陽斜至厥陰是陰維脉也

經脉　陰維起于諸陰之交發于內踝上五寸循股入小腹循脇上胸至項前而終

主病　叔和曰動苦癲癇僵仆羊鳴又苦僵仆失音肌肉痺癢應時自發汗出惡風身洗〻然也取陽白金門僕參又曰陰維脉沉大而實者主胸中痛脇下支滿心痛脉如貫珠者男子兩脇下實腰中痛女子陰中痛如有瘡狀

陽維脉

經論　陽維脉尺內斜上至寸　叔和云寸口脉從少陰斜至太陽是陽維脉也

或言從右手手少陽三焦斜至寸上手厥陰心包之位為陰維
從左手足少陰腎斜至寸上手太陽小腸之位為陽維也
經脉　陽維脉起于諸陽之會發于足外踝下一寸五分循膝上
髀厭抵少腹循頭入耳至本神而止
主病　叔和曰動苦肌肉痺癢皮膚痛下部不仁汗出而寒又苦
癲仆羊鳴手足相引甚者失音不能言宜取客主人　潔古云衛
為陽主表陽維受邪為病為病在表故苦寒熱營為陰主裏陰維
受邪為病在裏故苦心痛陰陽相維則營衛和諧營衛不諧則悵
然失志不能自收持矣

人身有經脉絡脉直行曰經旁支曰絡經凡十二手足之三陰三陽是也絡凡十五乃十二經各有一别絡而脾又有一大絡并任督二絡為十五也共二十七氣相隨上下如泉之流不得休息陰脉營于五藏陽脉營于六府陰陽相貫如環無端其流溢之氣入于奇經轉相灌溉奇經凡八脉不拘制於十二經無表裏配合故謂之奇蓋正經猶溝渠奇經猶河澤正經之脉隆盛則溢於奇經故秦越人比之天雨溝渠溢滿霶霈河澤此靈素未發之旨也

陽維起于諸陽之會由外踝而上行于衛分　陰維起于諸陰之交由内踝而上行于營分為一身之綱維也營衛俱陰陽相維也則知陽脉之維于頭

反関脉

目手足頸項肩背諸陽無一不到其脉不榮則不能維在頭目無維則眩在頸項肩背無維則僵在手足無維則仆矣則知陰脉之維于胸腹諸陰無一不到其脉不榮則不能維在胸腹脇失所維則動築而刺痛矣是以陽維絡一身之陰陽維絡一身之陰也

陽蹻起于跟中循外踝上行于身之左右　陰蹻起于跟中循內踝上行于身之左右所以使機関之蹻捷也　督脉起于會陰循背而行于身之後為陽脉之総督故曰陽脉之海　任脉起于会陰循腹而行身之前為陰脉之承任故曰陰脉之海　衝脉起于会陰夾臍而行直衝于上為諸脉之衝要故曰十二經脉之海　帶脉則横圍于腰状如束帶所以総約諸脉者也　是故陽維主一身之表陰維主一身之裏以乾坤言也　陽蹻主一身左右之

陽隂蹻主一身左右之隂以東西言也　督脉主身後之陽　任脉主身前之隂以南北言也　帶脉横束諸脉以六合言也　是故醫而知乎八脉則十二經十五絡之大旨無不得也

反関脉

脉有反関動在臂後别由列缺不干證候　按反関脉者脉不行于寸口由列缺絡入臂後手陽明大腸之經也以其不順行於関上故曰反関有一手反関者有兩手反関者此得於有生之初非病脉也令病人覆手診之方可見也

。婦人脉

婦人尺脉常盛而右手脉大皆其常也右腎脉微濇與浮或肝脉沉急或尺脉滑而斷絶不勻皆經閉不調之候

妊娠脉

陰陽别論篇曰陰搏陽别謂之有子

王啟玄註曰陰謂尺中也搏謂搏觸于手也尺脉搏擊與寸脉殊别陽氣梃然則為有妊之兆

陳自明曰搏者近也謂陰脉逼近於下陽脉别出于上陽中見陽乃陽施陰化法當有子

婦人脉

吳鶴皋曰搏伏而鼓也陰搏者尺中之陰搏也是陰中有別陽故謂有子

戴同父曰謂寸微尺数也

脉指南曰脉動入産門者有胎也謂脉出尺外名曰産門又云尺中脉数而旺者脉胎為血盛也

王惠源曰細繹内經并諸家之論謂陰搏陽別則尺脉搏擊於手者乃数滑有力而寸脉来微有別異於尺則是寸脉来微殊別與尺脉之滑数是有子之象也而陳自明之論陽中見陽則是寸数與内經之言有異矣但孕子之脉原有寸関尺俱数之

脉而此節之經文乃寸微尺數之旨也

平人氣象篇曰少陰脉動甚者妊子也

全元起註作足少陰

王啟玄註作手少陰動脉者大如豆厥厥動搖也脉陰陽相搏名曰動也

王叔和脉經曰心主血脉腎名胞門子戶尺中腎脉也尺中之脉按之不絶法妊娠也

王惠源曰全元起王冰二家之註各執一見而叔和合而同論細繹其義但手少陰心也心主血脉足少陰腎也腎主藏精精

血調和交會孕子之徵也言心腎二部之脉動甚或一部之脉
動甚者皆婦人懷娠之象也
腹中篇曰何以知懷子之且生也岐伯曰身有病而無邪脉也
按身有病者謂經閉也夫脉来而斷絶者經閉月水不利也今
病經閉而脉来如常有神不斷絶者是妊娠也
脉訣云婦人妊娠脉来弦緊牢強滑者安沉細而微歸泉路
脉經曰三部脉浮沉正等按之無絶者有娠也妊娠初時寸微小
呼吸五至三月而尺數也脉滑疾重以手按之散者胎以三月也
脉重手按之不散但疾不滑者五月也

脉訣刊誤云滑疾按微胎三月但疾不散五月母

王惠源曰脉浮沉正等者即仲景所謂寸関尺三處之脉大小浮沉遅数同等也仲景以同等謂陰陽平和之脉病雖劇當愈此大槩論病人之脉也叔和謂婦人之脉三部浮沉正等又按之無絶者謂陰陽和洽有娠之兆也

按懐胎五月是以数足胎成就而結聚必母體壮熱當見脉息躁乱非病苦之痞乃五月胎已成受火精故身熱脉乱原無他病也

脉指南曰関上一動一止者一月二動二止者二月餘倣此

愚按婦人三部浮沉正等無他病而不月者孕也尺大而旺亦然若

體弱之婦尺内按之不絶便是有子月斷病多六脉不病亦為有子所以然者體弱而脉難顯也

脉經曰三部浮沉正等按之無絶者妊娠也何常拘于洪滑耶若經斷有軀其脉弦者後必大下不成胎也若得革脉半産漏下若尺脉微弱而濇少腹冷惡寒年少得之為無子年大得之為絶産若得脉平而虚者乳子也

趙人山曰娠婦之脉尺脉洪大而滑有力者其胎安其産易若脉沉細而微無力者其胎必墮蓋元氣虚脾土弱故也或沉而濇或沉而短或微而弱此皆陰血少不能成胎之脉也

妊娠分男女脉

王叔和曰。妊娠四月。欲知男女法。左疾為男。右疾為女。俱疾為生二子。王子亨云。妊娠其脉三部俱滑大而疾。在左則男。在右則女。

又曰。得太陰脉為男。太陽脉為女。太陰脉沉。太陽脉浮。

又曰。左手沉實為男。右手浮大為女。左右手俱沉實。猥生二男。左右手俱浮大。猥生二女。

戴同父曰。脉經雖曰太陰脉沉為男。太陽脉浮為女。亦不明言以何部為太陽太陰。不若後條浮大為女。沉實為男之明白也。

脉經曰。尺脉左偏大為男。右偏大為女。左右俱大。產二子。大者如

實狀

又曰左右尺俱浮爲產二男不爾則女作男生右左尺俱沉爲產二女不爾則男作女生也

戴同父曰前云右浮大爲女左沉實爲男是獨以左右脉各異立言今左右俱浮爲二男俱沉爲二女是並左右兩尺脉一同以其于諸陽男諸陰女未常有差也左沉實左疾左偏大與俱浮或以脉或以位皆陽也右浮大右疾右偏大與俱沉或以脉或以位皆陰也

按分男女之法其不易之理則在陰陽二字以左右分陰陽則

左為陽右為陰以脉體分陰陽則鼓搏沉實為陽浮虛沉濇為陰諸陽實者為男諸陰虛者為女乃為一定之論更當察孕婦之强弱老少及平日之偏左偏右尺寸之素弱斯足以盡其法耳

脉經曰遣妊婦面南行呼之左迴首者是男右迴首者是女也又曰看上圊時夫從後急呼之左迴首是男右迴首是女也

婁全善云按丹溪言男胎在左則左重故迴首時慎護重處而就左也女胎在右則右重故迴首時慎護重處而就右也推之于脉其義亦然胎在左則血氣護胎而盛于左故脉亦從之而

左疾為男左大為男也胎在右則血氣護胎而盛于右故脉亦從之而右疾為女右大為女也亦猶經云陰搏陽别謂之有子言受胎處在臍腹之下則血氣護胎而盛于下故陰之尺脉鼓搏有力而與陽之寸脉殊别也又如癰疽發上則血氣從上而寸脉盛發下則血氣從下而尺脉盛發左則血氣從左而左脉盛發右則血氣從右而右脉盛也丹溪以左大順男右大順女以醫人之左右手言蓋智者之一失也

李士材云女腹如箕男腹如斧釜蓋男女之孕于胞中女則面母腹男則面母背雖各肖父母之形亦陰陽相抱之理女面腹

則足膝抵腹下大上小故如箕男面背則背脊抵腹其形正圓故如釜

臨產脉

脉經曰婦人懷娠離經其脉浮設腹痛引腰脊為今欲生也但離經者不病也又曰欲產之脉散而離經夜半覺痛日中生也離經者離乎經常之脉也其脉與十月懷娠平見者(常)忽異蓋胎動于中脉乱于外勢之所必至也聖惠方云夜半子時覺痛來日午時必定生產謂子午相衝正半日時數也通真子曰(夜)痛半痛日午生此言恐未謂(爲)的又曰腹痛而腰不痛未產也若腹痛

臨產脉　產後脉

連腰痛甚者即產所以然者腎繫於腰胞繫于腎故也診其尺脉轉急如切繩轉珠者即產也蓋生產有難易痛来有緊慢安可定以半日當以活法王叔和云脉匀細易產浮大緩氣散難產

脉訣云身重體熱寒又頻舌下之脉黑復青反舌上冷子當死腹中須遣母歸冥面赤舌青細尋看母活子死定應難唇口俱青沫又出母子俱死總教拚面青舌出沫出頻母子〔死〕活定知真不信若能看應驗尋之賢哲不〔虛〕陳愚謂臨產脉不可定當以察色而知其母子生死也

產後脉

脉經曰新產脉沉小緩滑者生實大堅弦急者死

按新產氣血兩虛其脉宜沉小緩滑沉則有根不因虛脫而輕浮小則和平不因正衰而洪大緩則舒徐不因氣奪而急促滑流利則不因血去而濇枯乃脾胃氣和均為吉兆若脉實大堅弦急實為邪實大為邪進堅為瘀凝不解弦為陰斂而宣布不能急為氣奪而無胃氣以和乃肝木勝脾土木旺土衰胃氣損絕而死也

脉經曰診婦人生產之後寸口脉洪疾不調者死沉細附骨不絕

者生

吴鶴皐曰新產傷陰出血不止尺脉不能上関者必死

丹溪曰產脉細小產後脉洪大者多死又曰產前脉當洪數既產而洪数如故者主死

愚謂此亦大概言之今見產後豈無脉洪數而生者盖洪數中得胃氣者亦生堅強者死宜審之

○望診

望形察色乃醫士之神妙其要皆徵于面夫面為五官所聚而臟腑之精腑之精華皆發見於面也色者精神之標也故神旺則色旺神衰則色衰神露則色露神靜則色靜是以富貴貧賤壽夭晦晦滯莫不呈顯於面而病成於內也故面目為望色之部位也

脉要精微論曰夫精明五色者氣之華也赤欲如白裹朱不欲如赭白欲如鵝羽不欲如鹽青欲如蒼璧之澤不欲如藍黃欲如羅裹雄黃不欲如黃土黑欲如重漆色不欲如地蒼按五色之見皆貴光澤而惡晦滯也

望診

五藏生成論曰青如草茲者死黄如枳實者死黑如炲者死赤如衃血者死白如枯骨者死此五色之見死也

又曰青如翠羽者生赤如雞冠者生黄如蟹腹者生白如豕膏者生黑如烏羽者生此五色之見生也

又曰生於心如以縞裹朱生於肺如以縞裹紅生於肝如以縞裹紺生於脾如以縞裹栝蔞實生於腎如以縞裹紫此五藏所生之外榮也

難經曰經言見其色而不得其脉反得相勝之脉者即死得相生之脉者病即自已色之與脉當參相應為之奈何然五藏有五色

皆見於面亦當與脉相應假令色青其脉當弦而急色赤其脉浮大而散色黃其脉中緩而大色白其脉浮濇而短色黑其脉沉濡而滑此所謂五色之與脉當參相應也

五藏各有聲色臭味亦當與脉相應其不應者病也

肝脉弦其色青其聲呼其臭臊其味酸
心脉洪其色赤其聲笑其臭焦其味苦
脾脉緩其色黃其聲歌其聲香臭其味甘
肺脉濇其色白其聲哭其臭腥其味辛
腎脉滑其色黑其聲啼其臭腐其味鹹
此謂相應也假令肝病色白多哭好辛喜腥此謂不相應也聲色臭味皆肺之症金剋木為賊邪故病

假令色青其脉浮濇而短若大而緩為相勝浮大而散若小而滑

爲相生也色青是肝木其脉浮濇而短是肺脉金剋木也是為賊邪若大而緩是脾脉木剋土也是為微邪此二者皆謂之相勝也浮大而散是心脉木生火也若小而滑是腎脉水生木也二者皆謂之相生也餘色倣此而推

按色與脉猶須分别生剋色脉相剋者凶色脉相生者吉然猶有要爲色剋脉者其死速脉剋色者其死遲色生脉者其愈速脉生色者其愈遲故曰能合色脉可以萬全

若夫久病之色必有受病之應肺熱病者色白而毛敗應之心病熱者色赤而絡脉應之肝熱病者色蒼而爪枯應之脾熱病者色黄而肉蠕動應之腎熱病者色黑而齒槁應之

按肺病者喘息鼻張肝病者背青脾病者唇黄心病者舌卷短顴

赤腎病者顴與顏赤黑
五藏之熱見於面者各有部分肝熱病者左頰先赤肺熱病者右頰先赤心熱病者額先赤脾熱病者鼻先赤腎熱病者頤先赤
又曰心病者顴赤腎病者顴與顏黑
衛氣失常篇曰色起兩眉薄澤者病在皮脣色青黃赤白黑者病在肌肉營氣濡然者病在血氣目色青黃赤白黑者病在筋耳焦枯受塵垢病在骨
色脉之陰陽〻舒而陰慘也色青而明病在陽分色濁而暗病在陰分

脉要精微曰聲合五音色合五行聲色相同然後可以知五藏之病也

五色篇曰審察澤夭謂之良工沉濁為内浮澤為外黄赤為風青黑為痛白為寒黄而膏澤為膿赤甚者為血痛甚為攣寒甚為皮不仁五色各見其部察其浮沉以知淺深察其澤夭以觀成敗察其散搏以知遠近視色上下以知病處

更有平人久見病色其人原不病者醫者心炫而竊疑之殊不知此乃絡脉之色不足畏也蓋陰絡之色隨其經而不變色之變動無常者皆陽絡之色也寒多則凝泣凝泣則青黑熱多則淖澤淖

澤則黄赤内經謂此皆無病也何炫[illegible]之有

又有失眠之人神有飢色喪亾之子神有呆色氣索則神失所養耳

方盛衰論曰形弱氣虛死形氣有餘脉氣不足死脉氣有餘形氣不足生

玉機真藏論曰形氣相得謂之可治色澤以浮謂之易已

青色見於太陰太陽及魚尾正面口角如大青藍葉怪惡之狀者肝氣絶主死若如翠羽栢皮者只是肝邪有驚病風病目病之屬

紅色見于口唇及三陰三陽上下如馬肝之色死血之狀者心氣

絶主死若如橘紅馬尾色者只是心病有怔忡驚悸夜卧不寧

白色見於鼻準及正面如枯骨及檫殘汗粉者為肺絶主死若如膩粉梅花白綿者只是肺邪咳嗽之病

黄色見於鼻乾燥若土偶之形為脾氣絶主死若如桂花雜以黑暈只是脾病飲食不快四肢倦怠

黑色見於耳或輪郭内外命門懸壁若汚水烟煤之狀為腎氣絶主死若如蜘蛛網眼烏羽之澤者只是腎虚火旺之病

面部

面上白點腹中虫積如蟹爪路一黄一白食積何疑兩顴時赤虚

火上炎面無血色又無寒熱脉見沉弦將必衂血病人黃色時現光澤爲有胃氣自必不死乾黃少潤凶灾立應赤現兩顴大如拇指病雖小愈必將卒死黑色出雁庭拇指相似不病卒亡冬月面慘傷寒已至紫濁時病色白而肥氣虛多痰黑而且瘦陰虛火症

目部

目赤色者其病在心白病在肺青病在肝黃病在脾黑病在腎黃而難名病在胸中白睛黃淡脾傷泄痢黃而且濁或似烟熏湿盛黃胆黃如橘明則爲熱多黃兼青紫脉來必芤血瘀胸中眼黑頰赤乃係熱痰眼胞上下有如烟煤亦爲痰病眼黑步艱呻吟不已

疸已入骨遍體酸痛眼黑面黃四肢痿痺聚沫風疸隨在皆有目黃大煩脉大病進目黃心煩脉和病愈目精暈黃衄則未止目睛黃者酒疸已成黃白及面眼胞上下皆覺腫者指為穀疸心下必脹明堂眼下青色多慾精神勞傷不爾未睡面黃目青必為傷酒面無精光齒黑者危瘰癧赤脉貫瞳者凶一脉一歲死期已終目間青脉胆滯掣痛瞳子高大太陽不足病人面目俱等無痾面黃目青面黃目赤面黃目白面黃目黑此有胃氣理皆不死面赤目白面青目黑面黑目白面赤目青此無胃氣皆死何辭眼下青色傷寒挾陰目正圓者太陽經絕痓病不治色青為痛色黑為勞色

赤為風色黃溺難鮮明留飲（鮮明者俗言水汪汪也俱指白珠）目睛皆鈍不能了了鼻呼不出吸而不入氣促而冷則為陰病目睛了了呼吸出入能往能來息長而熱則為陽病

鼻部

鼻頭微黑為有水氣色見黃者胸上有寒色白亡血微赤非時見之者死

察色精微莫先於目下之精明鼻間之明堂經謂精明五色者氣之華也是五藏之精華上見為五色變化于精明之間某色為善某色為惡可先知也仲景更出精微尤要在中央鼻準毋

亦以鼻準在天為鎮星在地為中嶽木金水火四藏必歸併於中土耶其謂鼻頭色青腹中苦冷者死此一語獨刺千古後人每恨卒病論亡莫由仰溯淵源不知此語正其大者蓋厥陰肝木之青色挾腎水之寒威上徵於鼻下徵于腹是為暴病頃之亡陽而卒死耳其謂鼻頭色微黑者有水氣又互上句之意見黑雖為腎陰之色微黑且無腹病但主水氣而非暴病也謂色黃者胸中有寒〻字傷寒論中多指為痰言胸有積痰也謂色白者亡血白者肺之色肺主上焦以行營衛營不充則鼻色白故知亡血也謂設微赤非時者死火之色歸于土何遽主死然

火

非其時而有其氣則火非生土之火乃剋金之火又主藏燥而死矣

鼻頭色黄小便必難（鼻頭黄色又主胸中有寒寒則水穀不運故小便難）餘處無恙鼻尖青黄其人必淋鼻青腹痛舌冷者死鼻孔忽仰可決短期鼻色枯槁死亡將及鼻冷連顋十無一生（鼻者屬土而為肺氣之所出入肺胃之神机已絶故枯槁而冷為顋）其能活乎

血脉

診血脉者多赤多熱多青多痛多黑久痺赤黑青色皆見寒熱（血脉即絡脉肌皮嫩薄者視之可見）臂多青脉則曰脫血（絡中血脫故不紅而多青）

毛髮

髮枯生穗血少火盛毛髮墮落衛疎有風若還眉墮風證難愈頭毛上逆久病必不凶血枯不榮如枯草不柔順而勁直小兒疳病多此亦主有蟲

形體

大體為形〻充者氣形勝氣者必主夭亡肥白而氣不充氣勝形者壽考之徵修長黑色有神氣實形實氣虛形虛形盛脉細氣難布息已瀕于危形瘦脉大胸中多氣可斷其死肥人中風形原厚氣虛痰壅氣塞火衝暴厥瘦人陰虛血液衰少相火易亢故多勞嗽病人形脫氣盛者死正虛則形脫邪實則氣盛形體充大皮膚寬緩定遵耄耋形體充大皮膚

緊急當為夭折形盛氣虛氣盛形虛形濇脉滑形大脉小形小脉大形長脉短形短脉長形滑脉濇肥人脉細羸人脉躁俱為凶候言反常也血實氣虛則體易肥氣實血虛則體易瘦肥者能寒能讀耐瘦者能熱美髯及胸陽明有餘髯少而短陽明不足坐垂一脚因有腰痛行遲者痺或表素強或腰脚痛或有麻木漸成風疾裏實護腹如懷卵物心痛之證持脉而欠知其無病經云陽引而上陰引而下則欠陰陽相引故云無病也亦即愈息搖肩者心中堅息引胸中上氣者渴咳息而張口必乃短氣肺痿吐沫掌寒腹寒掌熱陰虛診時病人叉手捫心閉目不言心虛怔忡倉廩不藏門戶不要水泉不止膀胱不藏頭傾視深

精神將奪背曲肩隨府將壞矣腰難轉搖腎將憊矣膝為筋府屈伸不能行則僂俯筋將憊矣骨為髓府不能久立行則振掉骨將憊矣眼胞十指腫必久欬

死證

屍臭舌卷囊縮肝絕口閉脾絕肌肉不滑唇反胃絕髮直齒枯遺尿腎絕毛焦面黑直視目瞑陰氣已絕眶陷系傾汗出如珠陽氣已絕病後喘瀉脾脈將絕目若正圓手撒戴眼太陽已絕聲如鼾睡吐沫面赤面黑唇青人中腫滿唇反出外髮眉衝起爪甲肉黑手掌無紋臍凸跗腫面青欲眠目視不見汗出如油肝絕之期在于

臚脹泄
脾絶五

八日眉傾胆死手足甲青或漸脱落呼罵不休筋絶之期亦如于
肝肩息直視心絶立死髮直如麻不得屈伸自汗不止小腸絶也
六日而死脊痛身重不可反覆乃為胃絶五日而死耳乾背腫溺
血屎赤乃為肉絶九日而死口張氣出不能復返乃為肺絶三日
而死泄利無度為大腸絶齒枯面黒目黄腰折自汗不休乃為腎
絶四日而死齒黄枯落乃為骨絶

五藏絶證

五藏已奪神明不守故作聲嘶循衣摸床譫語不休陽明已絶妄
語錯亂不語失音則為熱病猶或可生脉浮而洪身汗如油喘而

不休乃爲肺絶喘不休陽真氣外散汗臓不流脉洪而陽反獨留形如烟熏直視揺頭乃爲心絶心爲火藏故熱獨存烟熏火極焦灼之象唇吻反青漐漐汗出乃爲肝絶唇吻屬脾而青色屬木木乘土故曰反環口黎黒柔汗發黄乃爲脾絶水色凌土冷汗身黄脾真散越溲便遺失狂言直視乃爲腎絶溲便二陰腎藏所司遺失則門户不閉水精敗絶目背瞳人陰氣先絶陽氣後竭臨死之時身面必赤腋温心熱陰先脱陽絶于後故赤色見餘陽未即盡故腋温心熱水漿不下形體不仁乍静乍乱乃爲胃絶胃納水穀合肌肉六府氣絶足冷脚縮五藏氣絶便利不禁手足不仁手太陰絶則皮毛焦

大陰者肺也行氣温於皮毛者也故氣不榮則皮毛焦而津液

去則皮節傷皮節傷則皮枯毛折毛折者則毛先死丙日篤丁日死手少陰氣絶則脉不通脉不通則血不流血不流則色澤去故面色黑如黧此血先死壬日篤癸日死

足太陰絶口唇不榮

口唇者肌肉之本也脉不榮則肌肉不滑澤肌肉不滑澤則肉滿肉滿則唇反唇反則肉先死甲日篤乙日死

足少陰絶則骨髓枯

少陰者冬脉也伏行而溫于骨髓故骨髓不溫則肉不着骨〻肉不相親則肉濡而却肉濡而却故齒長而垢髮無潤澤無潤

澤則骨先死戊日篤己日死

足厥陰絶筋縮引卵漸及于舌

厥陰者肝也肝者筋之合也筋者聚于陰器而絡于舌本故脉不榮則筋縮急筋縮急則引卵與舌故舌卷囊縮此筋先死庚日篤辛日死

三陰俱絶眩轉矇目

矇者為失志失志則志先死〻則目矇也

六陽俱絶陰陽相離腠理泄絶汗出如珠旦占夕死夕占旦死

診病新久

徵其脉小色不奪者乃為新病其脉不奪其色奪者乃為久病脉色俱奪乃為久病俱不奪者乃為新病

詐病

向壁而卧聞醫驚起而目盻視二言三止脉之嚥唾此為詐病

若脉和平當言此病須鍼灸数處服吐下藥然後可愈欲以嚇其詐使彼畏懼不敢言病耳

聞診

肝呼應角心言應徵脾歌應宮肺哭應商腎呻應羽五藏五聲以合五音

素問陰陽應象大論曰視喘息聽音聲而知所苦蓋病苦于中

聞診

聲發于外有不可誣者也故難經六十一難曰聞其五音以別其病此之謂也

大笑不止乃為心病喘氣太息乃為肺病怒而罵詈乃為肝病氣不足息乃為脾病欲言不言語輕多畏乃為腎病前輕後重壯厲有力乃為外感倦不欲言聲怯而低內傷不足攢眉呻吟必苦頭痛叫喊呻吟以手捫心為中脘痛呻吟身重轉即作楚乃為腰痛呻吟搖頭攢眉捫腮乃為齒痛呻吟不起為腰脚痛診時吁氣為屬鬱結凡人吁則氣鬱得以少申也搖頭而言乃為裏痛喉中有聲謂之肺鳴火來乘金不得其平形羸聲啞咽中有瘡肺被火困肺主聲故也聲音

暴啞風痰伏火，曾係喊傷，不可斷病。聲嘶色敗，久病不治。氣促喉聲，痰火哮喘。中年聲濁，痰火之殃。獨言獨語，言談無緒，思神他寄，思慮傷神。傷寒壞症，啞為狐惑。上唇有瘡，虫食其藏；下唇有瘡，虫食其肛。

風滯於氣，機関不利，出言蹇澀，乃為風病。氣短不續，言止復言，乃為奪氣。衣被不斂，罵詈親疎，神明之乱，風狂之類。若在熱病又不必論。欲言復寂，忽又驚呼，病深入骨。

語聲寂寂然者，不欲語而欲默也。則病本緘默，而何以忽又驚呼？知其尊係厥陰所主。何也？靜默統屬之陰，而厥陰在志為驚在聲爲呼，況骨節中屬大筋，筋爲肝合，非深入骨節之病不如此也。

聲音低渺，聽不明徹，必心膈間有所阻礙。

空能傳聲，氣無阻礙，今則聲出不揚，必其胸中大氣不轉，出入升降之機艱而且遲，可知病在胸膈間矣。細心靜聽，其情乃得。

啾然細長，頭中之病。

啾啾然細而長者，謂其聲自下焦陰分而上，緣足太陽主氣，與足少陰爲表裏，所以腎邪不劑頸而還，得從太陽部分達於巔頂。腎之本病爲呻吟，腎氣從太陽經脉直攻于上，則腎之呻並從太陽變動而啾唧細長爲頭中病也大都溼氣混其清陽之氣所致耳仲景只此三段而上中下三焦受病之處妙義可徹蓋聲者氣之從喉舌而宣於口者也新病之人聲不變小病之人聲不變惟久病苛病其聲乃變古人聞隔垣之呻吟而知其病豈無法乎

息

桑榆子曰精化爲氣氣化而神集焉故曰神能御氣則鼻不失息譚紫霄曰神猶母也氣猶子也以神名氣如以母召子凡呼吸有聲者風也非息也守風則散雖無聲而鼻中濇滯者喘也

非息也守喘則結不聲不滯而往來有迹者氣也非息也守氣則勞所謂息者不出不入之義綿綿密密若存若亡心不著境無我無人更有何息可調至此則神自返息自定心息相依水火相媾息息歸根金丹之母丘長春云息有一毫之未定命非己有以此言之息之所關于人大矣哉故較之于聲尤所當辯也

氣来短促不足以息呼吸難應乃為虛甚素無寒熱短氣難續知其為實

無寒熱則陰陽和平而亦短氣不能布息此中焦有礙或痰火

為害
吸而微數病在中焦
中實吸不得入還出復入故脉来微數亦係實證非痰即食可
以攻下
實則可生虛者不治
實則可下中虛吸不盡入而微數者肝腎欲絶焉能救乎
上焦吸促下焦吸遠上下睽違何以施療
病在上焦氣宜通下病在下焦氣宜達上上下交通病斯愈矣
今上焦者吸促而不能通下下焦者吸遠而不能達上上下不

交通病豈易治乎至於呼吸動搖根〻而氣不載形者必死之證矣

天積氣耳地積形耳人氣積以成形耳惟氣以成形氣聚則形存氣散則形亡氣之關于形也豈不鉅哉然而身形之中有營氣有衛氣有宗氣有藏府之氣有經絡之氣各為區分其所以統攝營衛藏府經絡而令充周無間環流不息通體皆靈者全賴胸中大氣主持五藏六府大經小絡晝夜循環不息必賴胸中大氣斡旋其間大氣一衰則出入廢升降息神機化滅氣立孤危矣若夫息出于鼻其氣布于膻中膻中宗氣主上焦息道恒與肺胃關通或青而徐或短而促足以占宗氣之盛衰所以素問平人氣象論曰乳之下其動應衣宗氣泄也人傾可奔迫無度令宗氣盛喘數急有餘反成不足即此指呼出為息之一端也其謂起居如故而息有音此肺之絡脉逆也不得卧而息有音者是陽明之逆也蓋見布息之氣關通肺胃又指呼出為息之一端也呼出心肺主之吸入腎肝主之呼吸之中脾胃主之故惟脾胃所主中焦為呼吸之總持設氣積賁門不散兩阻其

出入則危急存亡非常之候善養生者使賁門之氣傳入幽門幽門之氣傳二陰之竅而出乃不為害其上焦下焦各分呼出吸入未可以息之一字統言其病矣此義唯仲景知之謂息搖肩者心中堅息引胸中上氣者欬息張口短氣者肺痿唾沫分其息專主于呼而不與吸並言似乎創說不知仲景以述為作無不本之內經即前所擬呼入為息二端不足盡之蓋心火乘肺呼氣奔促勢有必至呼出為心肺之陽自不得以肝腎之陰混之耳息搖肩者肩隨息動惟火故動也息引胸中上氣欬者肺金收降之令不行上逆而欬惟火故欬也張口短氣肺痿唾沫又金受火刑不治之證均以出氣之粗名為息耳然則曷不經以呼名之耶曰呼中有吸吸中有呼剖而中分聖神所不出也但以息之出者主呼之病而息之入者主吸之病不待言矣素問通平虛實論謂乳子中風熱喘鳴肩息以及息有音者不一而足惟其不與吸並言而吸之病轉易辨識然尚恐後人未悉復補其義云吸而微數其病在中焦實也當下之即愈虛者不治在上焦者其吸促在下焦者其吸遲此皆難治呼吸動搖振振者不治見吸微且數吸氣之往返于中焦者速此况實者下之通其中焦之壅而即愈若虛則肝腎之本不固其氣輕浮

脱之于陽不可治矣前所指賁門幽門不下通為危急存亡之非常之候者此也在上焦者其吸促以心肺之道近其真陰之虛者則從陽火而升不入于下故吸促是上焦未嘗不可候其吸也下焦者其吸遲肝腎之道遠其元陽之衰者則困于陰邪所伏卒難升上故吸遲此真陰元陽受病故皆難治若呼吸往來根之動搖則營衛往返之氣已索所存呼吸一綫耳尚可為哉學者先分息之出入以求病情既得其情合之不爽若但統論呼吸其何以分上中下三焦所主乎噫微矣

問診

入國問俗何況治病本末之因了然胸臆然後投劑百無一失醫仁術也仁人篤于情則視人猶己問其所苦自無不到之處靈樞師傳篇曰入國問俗入家問諱上堂問禮臨病人問所便使其受病本末胸中洞然而後或攻或補何愁不中乎

人品起居

凡診病者先問何人或男或女

男女有陰陽之殊脉色有逆順之别故必辨男女而察其所合也

或老或幼

年長則求之于府年少則求之於經年壯則求之於藏

或為僕妾

在人下者動靜不能自由

寡婦師尼

遭逢不偶情多鬱滯

形之肥瘦

肥人多溼瘦人多火之類此宜在望條然富貴之家多處重幃故須詳問若不以衣帛覆手則醫者見其手亦可得其形之大畧矣

次問得病起于何日

病之新者可攻病之久者可補

飲食胃氣

肝病好酸心病好苦脾病好甘肺病好辛腎病好鹹內熱好冷

内寒好温 安穀則昌絶穀則亡

夢寐有無

陰盛則夢大水恐懼陽盛則夢大火燔灼陰陽俱盛則夢相殺毀傷上盛則夢飛下盛則夢墮飽甚則夢與飢甚則夢取肝氣盛則夢怒肺氣盛則夢哭短虫多則夢聚衆長虫多則夢自擊毀傷

嗜欲苦樂

問其嗜欲以知其病

物性不齊各有嗜欲聲色臭味各有相宜

好食某味病在某藏當分順逆以辨吉凶

清陽化氣出乎天故天以五氣食人者臊氣入肝焦氣入心香氣入脾腥氣入肺腐氣入腎也濁陰成味出乎地故地以五味食人者酸先入肝苦先入心甘先入脾辛先入肺鹹先入腎也凡藏虛必求助于味如肝虛者欲食酸是也此之謂順應者易治若心病而受鹹肺病而欲苦脾弱而喜酸肝病而好辣腎病而嗜甘此之謂逆候病輕必危重者必死

心喜熱者知其為寒心喜冷者知其為熱好靜惡動知其為虛燥煩躁不寧知其為實傷食惡食傷風惡風傷寒惡寒

此顯然可證者尤須詳問惟煩躁不寧者亦有屬虛然必脉来無神再以他證參之

或常縱酒

縱酒者不惟内有濕熱而且防其乘醉入房

或久齋素

清虛故保壽之道然亦有太枯槁而致病者或齋素而偏嗜一物如麵筋熟栗之類最為難化故須詳察

始終境遇須辨三常

素問疏五過論篇曰論有之常謂常貴賤常貧富常苦樂也

封君敗傷及欲侯王

封君敗傷者追悔已往及欲侯王者妄想將來皆致病之因也

常貴後賤雖不中邪病從内生名曰脫營

常貴後賤者其心屈辱神氣不伸雖不中邪而病生於内營者陰氣也營行脉中心之所主心志不舒則血無以生脉日以竭故爲曰脫營

常富後貧名曰失精五氣流連病有所并

常富後貧者憂煎日切奉養日廉故其五藏之精日加消敗是謂失精精失則氣衰氣衰則不運故爲留聚而病有所并矣

常富大傷斬筋絶骨脉身體行復令澤不息

大傷謂甚劳甚苦也故其筋如斬脉如絶以耗傷之故也雖身體猶能復舊而行然令澤不息矣澤精液也息生長也

故傷敗結留薄歸陽膿積寒炅

故舊也言舊之所傷有所敗結血氣留薄不散則欝而成熱歸於陽分故膿血蓄積令人寒熱交作也

暴樂暴苦始樂後苦皆傷精氣精氣竭絶形亦尋敗

樂則喜喜則氣緩苦則悲悲則氣滑故苦樂失常皆失精氣甚至竭絶而形體毀沮矣

暴怒傷陰暴喜傷陽

怒傷肝〻藏血故傷陰喜傷心〻藏神故傷陽

厥氣上行滿脉去形

厥氣逆氣也凡喜怒過度而傷其精氣者皆能令人氣厥逆而上行氣逆于脉故滿脉精脱于中故去形

形樂志苦病生于脉治以灸刺

形樂者身無勞志苦者心多慮心主脉深思過慮則脉病矣脉病者當治經絡故當隨其宜而灸刺之也

形樂志樂病生于肉治以鍼石

形樂者逸志樂者閒飽食終日無所運動多傷于脾脾主肌肉故病生爲肉病者或爲衛氣留或爲膿血聚故當用針石取之

形樂志苦病生于脉治以灸刺

身形憶樂而心志則苦故病生于脉者以心主脉也當灸刺隨宜以治之

形苦志樂病生于筋治以熨引

形苦者身多勞志樂者心無慮勞則傷筋故病生于筋熨以藥熨引謂導引

形苦志苦病生咽嗌調以甘藥

形苦志苦必多憂思憂則傷肺思則傷脾〻肺氣傷則虛而不行氣必滯矣脾肺之脉上循咽嗌故病生焉如人之悲憂過度則喉嚨咽哽食飲難進思慮過度則上焦否隔咽中核塞即其徵也

靈樞邪氣藏府病形篇有謂以甘藥終始篇曰將以甘藥不可飲以至劑若素問血氣形志篇則曰治之以甘藥者誤也

形数驚恐經絡不通病生不仁按摩醪藥

形體勞苦数受驚恐則亦不樂其經絡不通而不生之病生如痺重不知寒熱痛癢也當治以按摩及飲之酒藥使血氣宣暢

起居何似

起居凡一切房室之燥湿坐卧之動靜所包者廣如肺病好曲脾病好歌腎病好吟肝病好叫心病好妄言之類當一一審之

曾問損傷

或飲食不當或勞役不時或為庸醫攻補失宜

便利何如

熱則小便黄赤大便鞕塞寒則小便澄白下利清穀之類

曾服何藥

如服寒不驗服熱不靈察證與脉思當變計

有無脹悶

胸腹脹悶或氣或血或食或寒或虛皆當以脉合之

性情常變一一詳明

病者大都喜怒改常

問痌病聾

問病不答必係耳聾即當詢之是素聾否不則病久或經汗下過傷元氣問而懶答唯點頭者是中氣虛昏憒不知問是暴厥抑是久病婦女僵厥多是中氣須問怒否婦人凡病當問月水或前或後師尼寡婦氣血凝滯兩尺多滑不可言胎室女亦同心腹脹痛

須問舊新産後須問坐草難易惡露多少飲食遲早生子存亡飲食失節若問病處按之而痛止者為虛按之而痛甚者為實痛而不易知為死血痛無定者知其為氣凡問百病晝則增劇夜則安靜氣病血否夜則增劇晝則安靜血病氣否晝熱夜靜陽氣獨旺入於陽分晝靜夜熱陽氣下陷入于陰中晝夜俱熱重陽無陰亟瀉其陽而補其陰晝夜俱寒重陰無陽亟瀉其陰而補其陽四肢作痛天陰轉甚必問以前患黴瘡否

附辨舌胎

張三錫曰金鏡錄載三十六舌辨傷寒之深淺吉凶可稱詳備然

辨舌胎

細討究不過陰陽表裏寒熱虛實而已陶節菴曰傷寒邪在表則舌無胎熱邪在表則胎漸生自白而黃黃而黑甚則黑裂矣黑胎多凶若根黑或中黑或尖黑或屬裏熱全黑則熱極而難治常見

白胎燥　虛而微熱或不得汗或胃中少有飲而不行宜溫解

白胎滑　虛寒冒寒陽氣不根宜溫

白胎起芒刺　津液不足胃中有物宜運動

黃胎　微熱熱漸入裏或燥渴之象宜清解

灰色胎　胃中有物中氣虛熱渴而不能消飲者宜溫解

黑色胎　熱入裏實燥厚者宜下滑潤者水困火宜溫雖黑而潤

所謂水極似火也不燥為異

凡傷寒辨舌者以舌屬心而主火寒為水也水寒凌外感挾内傷宿食重而結于心下者五六日舌漸黄或中乾而邊潤名中焙舌此則裏熱尚淺若全乾無論黄黑皆屬裏證分輕重下之若曾經下或屢下不減乃宿滯結于中宫也詢其脉之虚實及中氣何如實者潤而下之虚人神氣不足當生津固中氣有用生脉散對觧毒湯而愈者有用附子理中湯冷服而愈者一則陰極似陽一則陽極似陰不可不辨

白胎屬寒外證煩躁欲坐卧于泥水中乃陰寒逼其無根失守之

而然脉大不鼓當從陰證治若不大躁嘔吐者從食陰治之

産後辨舌者以心主血也經云少陽氣絶則血不行故舌紫黑者爲血先死

凡見黑舌要問曾食酸甜鹹物否能染成黑色凡視舌色雖有成見亦必細審兼證及脉之虛實不爾恐有毫釐千里之謬

民國八年之時[illegible]字有[illegible]大學校之

[illegible]是甚[illegible]也國[illegible]也我[illegible]他見[illegible]世[illegible]

[illegible]大綱[illegible]也今年[illegible]

故我一等同胞皆[illegible]死也[illegible]

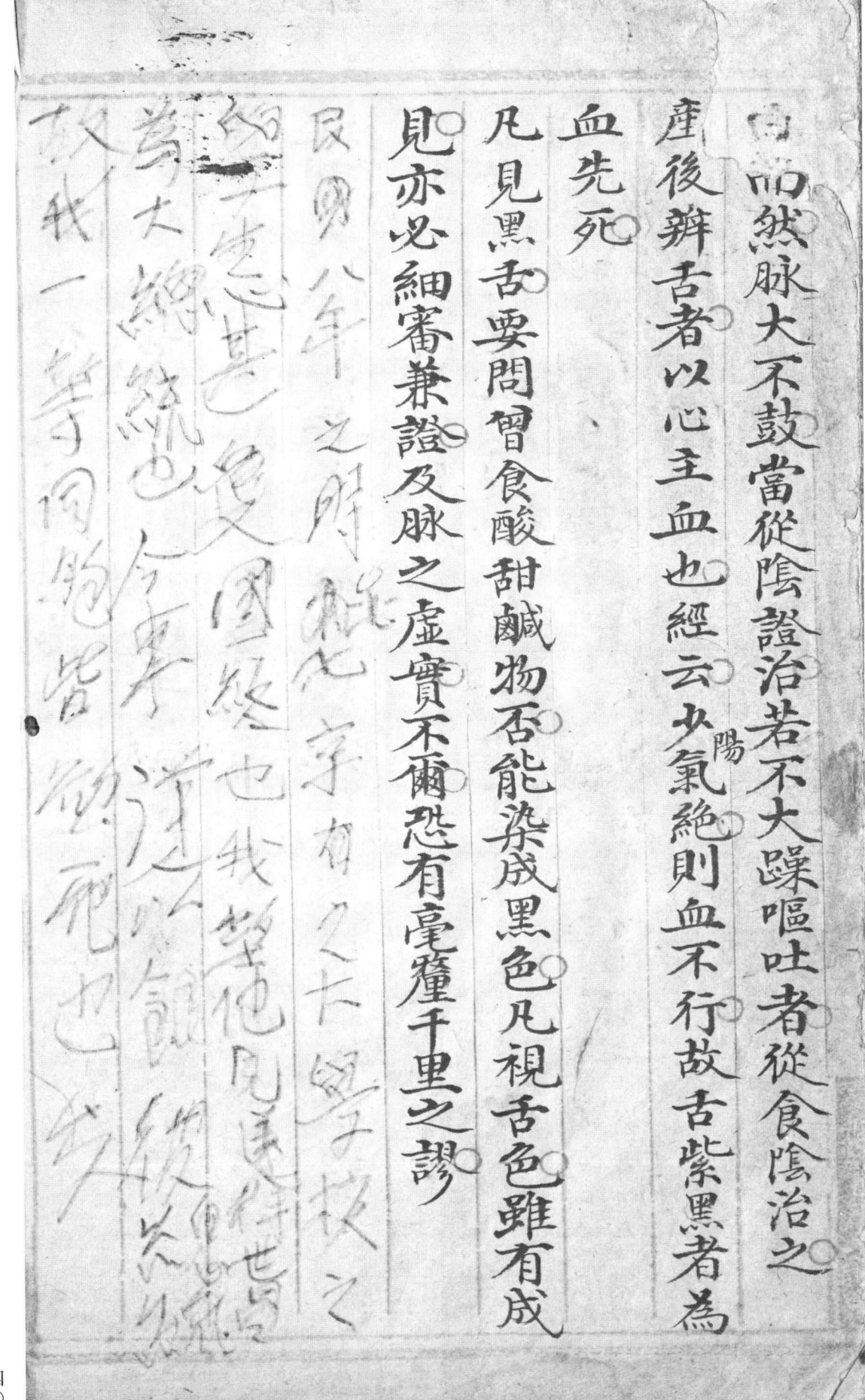

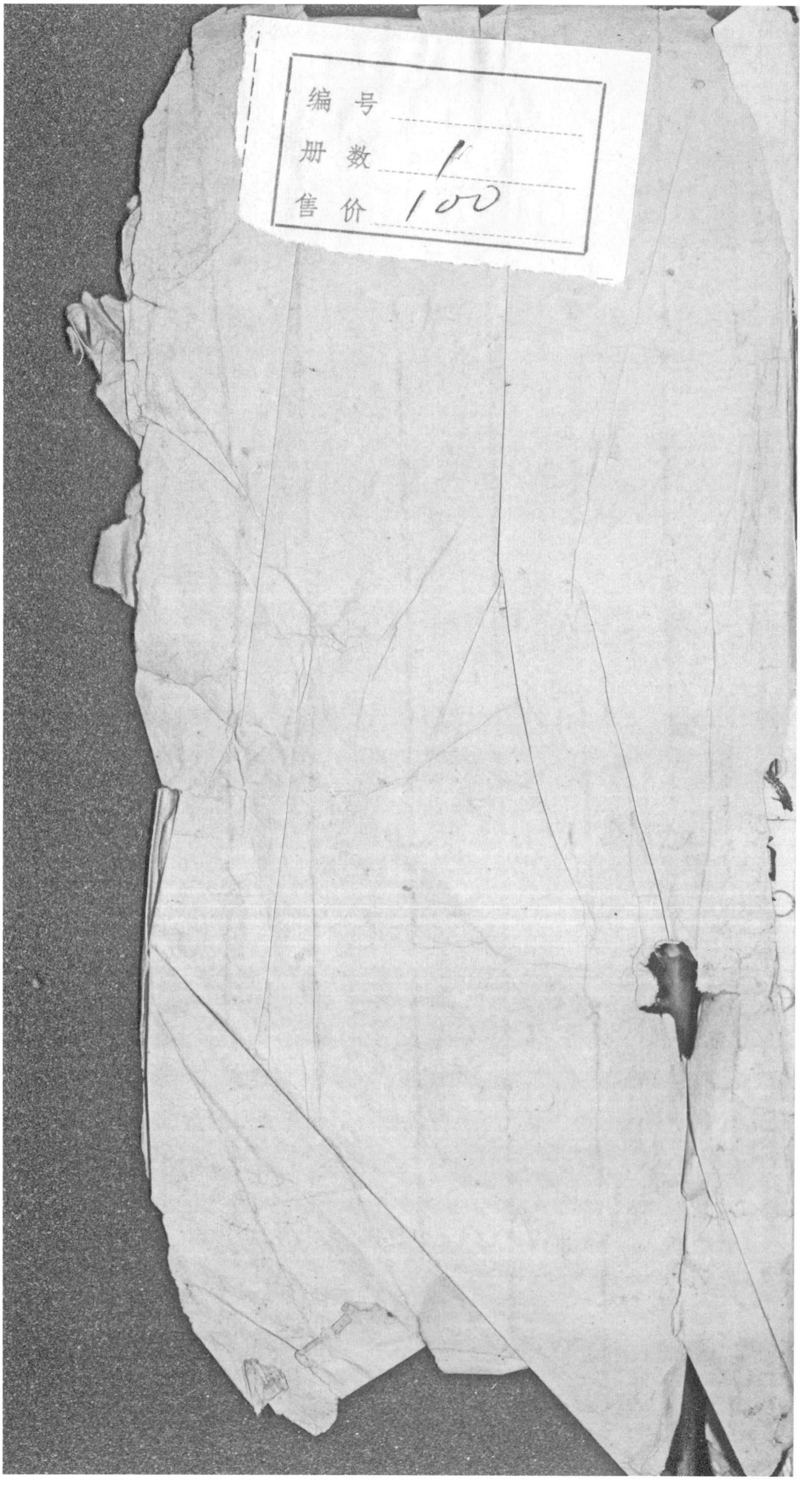
编号
册数 1
售价 100

醫學要覽

〔清〕法徵麟／著

提要

《醫學要覽》是江蘇武進名醫法徵麟的著作抄本，爲清康乾年間抄。橋南老人識。南京中醫藥大學圖書館藏。一册。書號：申一／三六。抄本高二十四點一厘米，寬十二點一厘米。每半葉八行，每行二十四字。

法徵麟（字仁源），江蘇武進（今屬江蘇常州）人，清代醫家。醫學世家，其高祖法世美醫術傳子孫，徵麟學有本源，洞見癥結，醫術醫德皆高尚。清乾隆《武進縣志》卷十及清光緒《武進陽湖縣志》卷二十六有其傳記載。另著有《傷寒辨證》《醫通摘要》，均未見傳本。

此書抄寫工整，字體娟秀精美。書首頁下有鈐印一方，爲「武進朱氏珍藏」字樣。抄者不詳。其後有橋南老人的題識。《中國善本書目》記載清道光抄本《汪叔明先生手抄詩選》，其卷首有橋南老人序言，而汪叔明先生，亦是武進人。故由此推測，橋南老人當爲武進人。由其在光緒二十五年（一八九九）自稱老人，推測其活動時期當在咸豐、同治、光緒三朝。據橋南老人的題識稱其爲清康乾年間抄本，是一部潔光片羽之秘笈也。

全書一卷，分列有用藥須知、用藥凡例、用藥相得、五臟苦欲補瀉、醫指、發熱外感内傷辨、吐血三要法、二陳湯、四物湯、小柴胡湯、五苓散、補腎補脾辨、二十四劑歌括、丸散歌訣、六陳、十八反、十九畏、十忌、妊娠忌等章節，内容豐富，均爲世之業醫者必須掌握的治病要言。除了從古醫籍中摘録治病理論外，大部分爲其個人臨床經驗心得。全書開篇就把用藥之法放首位，重點强調用藥須知、用藥方法及藥方禁忌等。提出治病之要在於察證與用藥，最忌固執，定要變通。是書實用性强，是一部較有參考價值的理論性醫書。

據《中國中醫古籍總目》記載，《醫學要覽》未見刊本，僅有抄本。（李群撰）

目録

醫學要覽

二陳湯　四物湯　小柴胡湯　五苓散

補腎補脾辨

二十四劑歌訣

藥性

六陳　十八反　十九畏　十忌　妊娠忌

醫學要覽

用藥須知

今觀世之業醫者有讀書而不善解義有好論而不善用藥種種皆然豈知用藥之際禍福所關是寔踐功夫非可假借也是以善用藥者先究病情虛寔而補瀉須不混淆先察藥餌功用而奇偶廣不錯亂且如大腸閉塞此陽明經多氣多血寔則大小承氣可也至於血閉加桃仁氣閉加杏仁血虛用生地麦冬歸参之劑以養之血燥用郁李麻仁知母之劑以潤之氣脹用

枳殼厚朴扶熱用芩連石膏猪胆虛火作痛用芍藥山梔虛寒
作痛用姜附术桂更有年邁虛不大便蓯蓉瑣陽可以滋潤亦
有病後元氣下陷不能傳送只將補中湯內倍投升麻加減佐
使下咽即通也如小便閉此太陽經氣多血少寔而挾火挾濕
五苓散可服也倘心腎俱虛竭只用遠志茯神麦冬參芪芍藥
黄芩知母之類陰結作痛用桂附沙參炒鹽理中湯之類陽結
作痛用滑石山梔甘連淡竹之類或擇滑瀉飲食或假引導奇
法無勞湯藥外取尤奇斯虛寔無悮也且如痰火亦分虛寔玄

明大黃石膏礞石之類是瀉其實也參麥二母一切養陰之劑是補其虛也此大畧論其虛實病情用藥耳至于藥性功用尤不可不講當歸無芎藥則補血無功人參無黃芪則補氣無力陳皮無白朮則不能補脾五苓去肉桂則不能導水表汗有麻黃無葱白不發吐痰用瓜蒂無豆豉不湧大黃去實熟功全資于枳實附子可回陽力有賴于乾姜嘔吐非半夏姜汁不止虛煩非人參竹葉不除竹瀝藉姜汁流行經絡蜂蜜借皂角通潤閉結非承氣不能定發狂無茵陳不能除黃疸補氣自然生血

氣藥過於血藥。反致燥燥真陰。補血不能生氣。補陰過於補陽。亦能尅伐元神。痰隨氣降。治痰先須順氣。痰生於脾。化痰先要强脾。一水不補。則二火不息。元氣若虛。則中氣不運。逐痰太過。必致傷脾。瀉火太過。必致傷胃。脾傷則腫脹泄瀉。胃傷則寒嘔不食。開氣用温藥。順其性也。更有氣盛上衝。非寒不制。瀉火用凉藥。制其性也。更有火極上炎。非熱不降。火壅咽喉。不宜下逐。氣滯腰膝。猶可升提。脾虛肺必受虧。補脾須兼補肺。心弱脾必追損。養心當兼養脾。風從上始。用汗劑而平者。譬諸風鳴樹巔。

雨来則靜之意也。濕從下始受風藥而愈者。譬諸泥濘塗中。風
吹則乾之意也。水利則渴消。若欲治渴。尤禁治水。氣清則血生。
若欲理氣。尤禁補血。春夏重寒涼。秋冬重溫熱。伐寔補虛。引經
為要。修方進藥。禁忌須知。大黃巴豆。一切尅伐之藥。大利西北。
切勿妄施于東南弱質之人。蒼朮半夏。一切香燥之藥。大利東
南。切勿輕加于西北風燥之地。其間運氣不齊。未可執一定論。
治男子先要養陰制火。治婦人先要理氣調經。辛苦之人。滋補
為先。膏粱之病。清利為上。治久病先扶元氣。攻急症暫伐餘邪。

治病不顧真元，非救本之論；用藥不顧將來，非明理之醫。此大畧論其藥性，公心用藥者，不可不察也。

用藥凡例

頭痛用川芎，血枯亦用。巔頂痛用藁本。遍身肢節痛須用羌活，風湿亦用。腹中痛須用白芍、厚朴。心下痛須用吴茱萸。胃脘痛須用草蔻。脇下痛須用柴胡。氣刺痛須用枳殼。日晡潮熱、寒熱脅来亦用柴胡。莖中痛須用甘草稍。胸中寒痞用去白陳皮。腹中脘痛須用蒼朮破血須用桃仁活血須用歸身補血須用川芎調血須用延胡補元氣須用人參調諸氣須用木香破滯氣須用青皮枳殼肌表熱須用黄芩去痰亦用半夏去風痰用南星諸虛熱須用黄芪盜汗亦用脾胃受濕用白朮去痰亦用下焦濕腫用漢防己草龍胆中焦濕熱用黄連上焦熱用黄芩煩渴須用白茯苓葛根嗽者用五味子咳有声無痰者用生姜杏仁防風嗽有声有痰者用半夏枳殼防風諸泄瀉須用白朮白芍喘者須用阿膠天麦冬諸水瀉須用白朮茯苓澤泄

諸痢疾須用當歸白芍。上部見血用防風。中部見血用黃連。下部見血用地榆。眼暴發須用當歸黃連防風。眼久昏暗用熟地當歸細辛。解利傷風用防風為君。白术甘草為佐。凡諸風須用天麻防風。諸瘡瘍用黃柏知母為君。連翹黃芩為佐。小便不利用黃柏知母為君。茯苓澤瀉為佐。瘧疾用柴胡為君。隨所發之時。所屬經部分。以引經藥導之。以上諸藥。大畧舉之以為處方之階。欲究其精。須于本草綱目中求焉。

用藥相得

發表之藥用溫攻裏之藥用寒溫裡之藥用熱此古人處治用藥之經也蓋發表用辛甘之劑如麻黄紫蘇等品取其性味輕揚發散表邪使隨汗而解也攻裏用苦寒如大黄芒硝之屬取其性味重濁下行蕩滌內熱隨利而出也溫裏用辛熱如乾姜附子之類取其性味輕燥溫經散寒使沉寒與熱化也表裡寒熱之異症用藥溫熱涼寒之適宜熱是治病動無過舉必矣然又有寒用寒藥熱用熱藥者反治之法也熱藥冷服寒藥熱服

者。寒因熱用。熱因寒用之法也。不特治病為然。而藥性自有相得而取效者。如麻黄得桂枝能發汗。紫蘇得葱白豆豉亦能發汗。芍藥得桂枝能止汗。黄芪得白术則能止虚汗。防風得羗活而治風。蒼术得羗活而止身痛。柴胡得黄芩則凉。附子得乾姜則燥。羗活得川芎止頭疼。川芎得天麻止頭眩。乾葛得天花粉則消渴。石膏得知母而止渴。香茹得扁豆而清暑。黄芩得連翹則消毒。桑皮得蘇子而定喘。杏仁得五味而止嗽。丁香得柿蒂乾姜則止吐。乾姜得半夏則止嘔。半夏得姜汁而回痰。貝母得瓜姜則開胃結痰。桔梗得升麻則開提氣血。枳實得黃連則消心下痞。枳殼得桔梗能寬中。知母、黃柏得山梔則降火。豆豉得山梔則除懊憹。辰砂得棗仁而安神。白朮得黃芩安胎。人參得麥冬、五味子則生脉。蒼朮得香附而開鬱結。厚朴得大腹皮而開膨脹。草果得山查則消肉積。神曲得麥芽則消食積。烏梅得乾姜則消酒毒。砂仁得枳殼則寬中。木香得姜汁能散氣。烏藥得香附能順氣。芍藥得甘草治腹脹痛。吳茱萸得良姜止腹痛。乳香得沒藥治諸痛。白芥子得青皮治脅痛。參芪得附子而補陽。知母黄柏得歸身則補陰。當歸得生地則生血。得紅花則活血。得桃仁而破血。姜汁得童便磨金墨而止血。大黄得芒硝而潤下。皂角得麝香而通竅。訶子得肉菓而止瀉利。木香得檳榔而治後重。澤瀉得猪苓而利水。澤瀉猪苓得白朮而收濕。沉香得豆蔻而降氣。此用藥相得之大端。醫者所宜曉也。

五臟苦欲補瀉論

五臟苦欲補瀉。乃用藥之第一義也。東垣得之潔古。潔古寔宗仲景。仲景遠師伊尹。伊尹原本炎帝。聖哲授受。百世一原。無或少異也。蓋五臟之内各有其神。神各有性。性復各殊。故素問命名十二官。厥有旨焉。形而上者神也。有知而無質。形而下者塊然者也。有質而無知。各各分斷者也。肝藏魂。肺藏魄。心藏神。脾藏意與智。腎藏精與志。皆指有知之性而言。即神也。即陰陽不測之謂也。惟其無形。故能主乎有形。是知苦欲者猶云好惡也。

違其性故苦。遂其性故欲。欲者本臟之神之所好也。即補也。苦者本臟之神之所惡也。即瀉也。補瀉係乎苦欲。苦欲因乎臟性。不屬五行。未落陰陽。其神用之謂歟。自虛則補其母。以下乃言臟體之虛寔。始有補母瀉子之法。斯則五行之性也。明乎此可以言藥矣。

肝臟屬東方震木

肝苦急。急食甘以緩之。甘草。欲散。急食辛以散之。川芎。以辛補之。細辛。以酸瀉之。芍藥。虛以生姜陳皮之類補之。寔則芍藥瀉之。

經曰虛則補母。水能生木。腎乃木之母也。苦以補腎。熟地黃黃柏是也。如無他症。錢氏地黃丸主之。是則瀉子。心乃肝之子也。以甘草瀉之。

肝為將軍之官。言不受制者也。急則有摧折之意。故苦而惡之。緩之是使遂其性也。扶蘇條達。木之象也。升發開展。寬之用也。故其性欲散。散之解其束縛也。是散即補也。若其太過。則屈制之。毋使逾分。故酸可以收之。斂也。急也。肝性之所苦也。違其性而惡之。肝斯虛矣。補之以辛。是明以散為補也。

心臟屬南方離火

心苦緩。急食酸以收之。五味子　欲軟。急食鹹以軟之。芒硝　以鹹補之。瀉泄以甘瀉之。人參　黃芪　甘草　虛以炒鹽補之。虛則補母。木能生火。肝為心之母。以生姜補肝。如無他症。錢氏安神丸主之。寔則甘草瀉之。如無他症。錢氏方中。重則瀉心湯。輕則導赤散。

心為君主。神明出焉。性惡散緩而喜收斂。散緩則違其性。斂則寧靜清明。故宜酸收。軟者和調之義也。心本和調。邪熱乘之則躁急。故須芒硝之鹹寒。除其邪熱。以軟其躁急堅勁之氣。使復其平也。以鹹補之。瀉導心氣以入腎也。煩勞則虛而生熱。故須人參黃芪甘草之甘溫。以益元氣而虛熱自退。故謂之瀉心。以下交于腎為補。炒鹽之味以潤之。即心得與腎交也。火空則發。鹽為水味。得之俾心氣下降。是既濟之道也。有補之義焉。軟所以為補也。

脾臟屬中央坤土

脾苦濕。急食苦以燥之。白朮 欲緩。急食甘以緩之。甘草 以甘補之。人參 以苦瀉之。黃連 虛以大棗甘草之類補之。虛則補母。火能生土。心乃脾之母。以炒盐補心。如無他症。錢氏益黄散主之。寔則枳寔瀉之。肺乃脾之子。以桑白皮瀉肺。如無他症。以瀉黄散瀉之。

脾為倉廪之官。主運動磨物。燥其性也。宜健而不宜滯。温斯滯矣。遠其性。故苦而惡之。急食苦以燥之。使復其性之所喜。脾斯健矣。過燥則復欲緩之以甘。稼穡之化。故甘先入脾。性欲健運。氣旺則行。補之以甘。人參是已。長夏之令。湿熱主之。脾氣斯困。故當急食黄連之苦以瀉之。虚則宜補。炙草之甘以益血。大棗之甘温以益氣。乃所以補其不足也。

肺臟。屬西方兌金

肺苦氣逆。急食苦以洩之。黃芩。欲收。急食酸以收之。白芍。以辛瀉之。桑皮。以酸補之。五味子。虛則五味子補之。如無他症。錢氏阿膠散補之。脾為肺之母。以甘草補脾。是則以桑白皮瀉之。如無他症。以瀉白散瀉之。腎乃肺之子。以澤瀉瀉腎。肺為華蓋之臟。相傳之官。藏魄而主氣者也。氣貴順。變則逆。逆則違其性矣。故空急食苦以瀉之。肺主上焦。其政斂肅。故其性喜收。宜急食酸以收之。賊肺者熱也。肺受熱邪。空急食辛以瀉之。不斂

則氣無所管束是肺失其職也故宜補之以酸使遂其收斂之性以清肅乎上焦是即補也

腎臟屬北方坎水

腎苦燥急食辛以潤之知母欲堅急食苦以堅之黃柏以苦補之地黃以鹹瀉之澤泄虛則熟地黃柏補之腎本無實不可瀉錢氏止有補腎地黃丸無瀉腎之藥肺乃腎之母以五味子補肺腎為作強之官藏精與志主五液屬真陰水臟也其性本潤故忌涸燥宜急食辛以潤之欲堅急食苦以堅之蓋腎非

堅。無以稱作强之臟。四氣以遇濕熱即軟。遇寒冷則堅。五味以得鹹即軟。得苦即堅。黃柏味苦氣寒。可以堅腎。故急食以遂其欲堅之性也。以苦補之。是堅即補也。鹹能軟堅。軟即瀉也。虛者精氣奪也。藏精之臟。苦固能堅。然非益精。無以為補。故宜熟地黃〻柏之屬以補之也。

醫指

醫雖小道。乃寄死生。最忌固執。定要變通。明藥（藥性）脉（脉訣）病機治（治法）之理。悉望（望氣色）聞（聞声音）問（問病症）切（切脉）之情。藥推寒熱溫涼和平之氣。辛甘淡苦酸鹹之味。升降浮沉之性。宣通瀉補之能。脉究浮沉遲數滑濇之形。表裏寒熱虛寔之應。阿那嫩柳之和。弦鈎毛石之順。藥用居（主病之謂居最多）臣（輔君之謂臣次之）佐使（應臣之謂佐使又次之）脉分老（老人脉濡）幼（小兒脉數）瘦（瘦者脉大）肥（肥人脉細）藥乃天地之精。藥宜切病。脉者血氣之表。脉貴有神。病有內傷外感。風寒暑濕燥火之機。治用宣通補瀉，滑濇燥濕輕重之劑。外感異乎內傷，外感有餘，內傷不足。寒症不同熱症。傷寒直中之邪為寒，傳經之邪為熱。外感宜瀉而內傷宜補，寒症可溫而熱症可清。補瀉得宜，須臾病愈；清溫失度，頃刻人亡。外感風寒，宜分經而解散；內傷飲食，可調胃以消融。胃陽主氣，司納受，陽常有餘；脾陰主血，司運化，陰常不足。胃乃六腑之本，脾為五臟之源。胃氣弱則百病生，脾陰足而萬邪息。調理脾胃，乃醫中之王道；節戒飲食，為卻病之良法。病多寒冷鬱氣，氣鬱發熱。寒謂風邪外感，晝夜發熱；冷謂生冷內傷，午後發熱。或出七情動火，火動坐痰有因行藏動静以傷暑邪或是出入雨水而中湿氣亦有飲食失調而生湿熱倘或房勞過度以動相火（以上六條言病）制服相火要滋養其真陰（以下言治法）祛除湿熱須燥補其脾胃外湿宜表散内湿宜淡滲陽暑可清熱陰暑宜散寒尋火尋痰分多少而治究表究裡或汗下而施（風寒則汗之謂温散生冷則下之、謂温利）痰因火動治火為先火因氣生裡氣為本治火輕者可散降重者從其性而升消理氣微則宜調甚則究其源而發散寔火可瀉或瀉表而或瀉裡（指外感）虛火宜補或補陰而或補陽（指内傷）暴病之謂火怯病之謂痰。寒熱濕燥風。五痰有異。溫清燥潤散。五治不同。有因火而生痰。有因痰而生火。或鬱久而成病。或病久而成鬱。金木水火土。五鬱當分。泄折達發奪。五法宜審。木達之、謂吐越、火發之、乃汗泄、土奪之、下利令無壅、金泄之、滲利與解表同、水折之、謂抑其衝逆、治之大体須明此。鬱則生火痰而成病。病則耗氣血以致虛。病有微甚。治有從逆。微則逆治。以寒治熱、以熱治寒、甚則從攻。以寒治熱佐以熱、以熱治寒佐以寒、病有標本。急則治其標。緩則治其本。法分攻補。虛而用補。寔而用攻。少壯新邪專攻。是則老衰久病兼補為規。久病兼補虛而兼解鬱。陳癥或蕩滌而或消融。積在腸胃或

下而愈。塊居經絡，宜消而痊。女人氣滯於血，宜開血而行氣；男
子陽多乎陰，可補陰而配陽。茯苓、山藥，男子之佳珍；香附、砂仁，
女人之至寶。氣病血病，二者宜分；陽虛陰虛，二般弗紊。陽虛氣
病，晝重而夜輕；自子至巳為晝屬陽。血病陰虛，晝輕而夜重。自午至亥為夜屬陰。陽
虛生寒，寒生溼，溼生熱；陽為氣真火。陰虛生火，火生燥，燥生風。陰為虛真
水。陽盛陰虛則生火，火逼血而錯經妄行；陰盛陽虛則生寒，寒
滯氣而周身浮腫。陽虛生外寒，陽氣虛不能衛外。陰虛生內熱。陰血虛不能滋
潤。補陽補氣，用甘溫之品；滋陰補血，以苦寒之流。調氣貴乎辛

凉氣鬱則發熱故用以散之和血必須辛熱血積則作痛故作用辛熱以開之陽氣爲陰血之引導陰血乃陽氣之歸依陽虛補陽而陰虛滋陰氣病調氣而血病和血陰陽兩虛惟補其陽陽生而陰長氣血俱病只調其氣氣行則血隨藏水以癸水節陽氣之燔滋水養水以治心火之亢火降水升斯人無病陽平陰秘我體長春小兒純陽而無陰老者多氣而少血瘦人血虛有火可瀉火以滋陰肥人氣虛有痰宜豁痰而補氣膏梁無厭發癰疽熱燥所使治宜清熱潤燥淡泊不堪生腫脹損中氣故發腫脹寒濕而然治宜溫寒散濕北地高燥宜清熱而潤燥

南方洿下，可散濕以溫。寒病機既明，用藥勿忒。麻黄湯發臘月寒傷營，桂枝湯散冬令風傷衛。九味羌活湯發三時之表（春夏秋傷寒），六神通解散理晚發之邪（三月天行謂之晚發）。香蘇散、十神湯、參蘇飲發表調中（中和之藥，治內傷外感）。葛根湯解肌湯，小柴胡和解半表，大柴胡三承氣攻熱邪傳裏。理中湯、四逆湯散寒中陰經（以上治外感）。補中益氣湯治飢飽勞役，升陽順氣湯療恐怒憂思。調中益氣湯調脾胃失恊，參术調中湯治脾肺俱傷。升陽散火湯升散熱邪（凡言熱者，指外熱也），升陽益胃湯分消濕氣（以上治內傷）。和解散、金沸草散治時行寒疫神术散定風餅子療暴中風邪人參敗毒散升麻葛根湯解温疫而身熱陽毒升麻湯雄黃解毒丸散天行而喉痹宣明雙解散主温熱始終之要藥藿香正氣散治暑湿內外之良方香茹飲清暑益氣湯人參白虎湯益元散縮脾飲能驅虐定暑氣平胃散羌活勝湿湯五苓散术附湯升陽除湿湯善解內外湿邪生利五積散解湿温寒治表裏之寒湿防風通聖散清熱潤燥治表裡之熱燥搜風順氣丸神芎丸潤大腸燥症黃連解毒湯三黃湯瀉三焦火邪凡言火者指內火也當歸六黃湯瀉火滋陰防風當歸飲

補虛退熱舟車丸。三花神佑丸，能除湿熱。（湿則生熱）秦艽湯。羌活愈風湯。善解燥火。（燥則生風）胃苓散主傷暑腹痛泄瀉。紫苓湯治傷寒泄瀉身熱。桂苓白术散。療霍亂而口發渴。加减理中湯。治吐瀉而咽不乾。蒼术湯。胃風湯。治湿傷氣分。白利便膿。地黃湯。芍藥湯。主熱傷血分。赤痢下血。萬安散。七寶飲。治瘧無汗而寒多熱少。清脾飲。六合湯。療瘧有汗而寒少熱多。華盖散。五拗湯。喘嗽因寒外襲。洗肺散。貝母散。咳嗽由火而生。（以上發表和中以治風寒暑湿燥火）白虎湯。瀉胃火有餘。八珍湯。補脾飲陰不足。白术和胃散。能養

脾胃寬中進食丸善滋形氣治中湯枳朮丸和中丸大安丸保
和丸健脾消食香殼丸香稜丸積氣丹妙功丸消塊丸破積除
癥木香枳殼丸療食停久發黃神妙列仙散治酒積陳成痼木
香殼朮丸化滯丸調氣進食丸轉靈丹應萬應丸取積追虫丁
香脾積丸妙應丸治心腹諸痛大黃備急丸正陽散治猝暴百
病三稜消積丸治新傷生冷硬物內用巴豆木香檳榔丸療久患氣
食痞膨內用大黃巴豆斬關去新時之冷積大黃攻結推陳久之熱
癥氣病宜調氣用木香檳榔香附枳殼血病宜和血以川芎桃

仁當歸紅花越鞠丸木香流氣飲開鬱氣之無形蟠葱散撞氣阿魏丸破積血之有質神妙一粒丹療氣鬱而爲心疼神聖代針散治血積而作疝氣獨活寄生湯開氣血鬱結滯在腰當歸拈痛湯散濕熱沉凝于足控涎丹小胃丹治濕熱流注四肢作疼金棗丹虎骨散療血氣怫鬱遍體爲病以上調爲治氣血濕熱鬱積進食併二陳湯以豁痰三補丸而瀉火六君湯豁痰補氣調胃六物湯降火補血滋之陰四物加黃柏知母當歸龍薈丸善降陰火兼治脇疼人參養胃湯能開結痰并療火痰太平丸消化丸治痰嗽有功左金丸

香連丸除熱痛心效洗心散洗肝散瀉心肝之火滚痰丸化痰
丸蠲熱燥之痰四七湯黑錫丹開痰結心胸清空膏涼膈散除
火升頭膈石膏羌活散袪風明目川芎石膏湯瀉火定眩川芎
茶調散治熱風上攻頭目葛花鮮醒湯療濕痰中滿胃腸龍腦
雞蘇丸除肺虛心煩人參瀉肺湯散胸膈實火犀角地黄湯桃
仁承氣湯茯苓補心湯阿膠丸小建中湯治火載血而上行當
歸承氣湯瑞竹蒲黄湯當歸和血散聚金丸伏龍肝散療陽逼
陰而下行紅花當歸散千金韭仁煎六合湯理經脉不通涼血

地黃湯解毒四物湯膠艾湯治崩漏不止金匱當歸散清熱安胎而易產朱丹溪天麻丸和血保產而無驚女金丹烏鷄丸調血氣合老婦再嫁天一丸連喬飲瀉火濕主小兒百病醒脾散玉餅子肥兒丸香稜丸治嬰兒脾氣不足而致疾瀉青丸奪命散抱龍丸檳榔丸療童稚肝邪有餘而生災金箔鎮心丸金箔鎮心丹安神定驚五福化毒丸犀角消毒飲清熱解毒異功散補痘瘡之虛寒通聖散瀉斑疹之實熱內踈黃連湯千金漏蘆湯主陽癰腫焮於外內托復煎散渊然奪命丹治陰疽毒蘊於

中。立馬回疔丹。萬靈奪命丹。療疔瘡定有殊功。神效太乙膏。散腫潰堅湯。治瘰癧斷根奇效。紫金丹。治藥食眾毒。兼主瘧疽疔腫。主解利如聖散。療風濕諸邪。及治癱瘓諸風。主發散香殼丸。芎歸丸。療痔而清熱涼血。槐角丸。烏玉丸。治漏而散濕補虛。清心蓮子飲。八正散。治小便淋濁。有虛實之分。導滯通幽湯。三和散。療大腸燥結。有氣血之異。海藏五飲湯。散五等之飲。開結枳實丸。消諸般之痰。導痰湯。三生丸。豁痰踈風。千緡湯。四磨飲。下氣定喘。蘓子降氣湯。消痰利氣。三因七氣湯。解鬱開心。瓜蒂散。稀涎散。

四靈散吐涎而去風蘇青丹星香丸滌痰湯豁痰而順氣蘇合香丸烏藥順氣散匀氣散善開結氣小省風湯青洲白丸子搜風丸能散風痰牛黄清心丸治諸痰熱而類風小續命湯療真中風而在脉三化痰湯主風入腑推陳潤燥至寶丹治邪入臟散湿消風龍星丹疎風清熱豁痰愈風丹潤燥祛風瀉火接骨丹續命丹治風痰充寒經絡而為癱瘓清燥湯健步丸療湿熱薫蒸筋骨而為痿躄南星治風痰蒼术治湿痰花粉治熱痰海石治燥痰半夏治寒痰柴胡瀉肝火黄連瀉心火白芍瀉脾火

伐肝

黄芩瀉肺火。黄柏瀉腎火。天冬麦冬。知母石羔。竹茹童便。玄明粉。上清丸。能散虚火以滋陰。荆瀝竹瀝。貝母瓜蔞。韮汁姜汁。霞天膏。二瀝湯。善開虚痰而潤燥。氣虚加以四君。血虚加以四物。以上治痰火氣風四君補氣并益脾。四物補血兼滋腎。八珍湯十全大補湯。補氣血兩虚。固本丸。古菴心腎丸。滋心腎不足。錢氏白术散。参苓白术散。竹葉石羔湯。補脾胃諸虚。丹溪補陰丸。金匱腎氣丸。三一腎氣丸。滋陰真火損。崔氏八味丸。補陰與陽。天王補心丹。寧神定志。硃砂安神丸。涼血清心。八味定志丸。補虚

開竅茯兔丸。萆薢分清飲除濁止淋。固精丸。固真大寶丸。秘精

收脫。保和丸。知母茯苓湯。黃芪鱉甲湯。止嗽寧肺保真湯。十味

人參散。人參養榮湯。除熱補虛。一秤金。七仙丹。烏鬚駐顏。瓊玉

膏。固本酒。延年益壽。以上補氣血藏府。依方加減。存乎人。要審病而合

宜。用藥補瀉在於味。須遂時而換。氣之方須知。大、小、緩、急、奇、偶、複。三治

要察。初則發攻，中則調和，末則收補。寒因熱用。熱因寒用。通因通用。塞因塞用。

通者通其積滯而下焦自然開塞，塞者塞其下流而上焦自然開豁也。高者抑之。下者舉之。外者

發之。內者奪之。寒則堅凝。熱則開行。風能勝濕。濕能潤燥。辛能

散結，并能緩中。淡能利竅。苦以瀉逆。酸以收耗。鹹以軟堅。升降

浮沉則順之。（謂順其性）寒熱溫涼宜逆也。（以寒治熱，以熱治寒）病有淺深，治有難

易。初感風寒，乍傷飲食，一藥可愈。舊存痃癖，久患虛勞，萬方難

瘳。履霜之疾。亟療無妄之藥。勿試。病若挾虛，宜半攻而半補。醫

稱多術，或用灸而用針、有刦病之功。灸獲回生之驗。針能去

氣病而作痛。灸則消血癥以成形。臟寒虛奪者，治以灸焫。脈病

攣痺者，療以針刺。血實蓄結腫熱者，宜從砭石。氣滯痿蹷寒熱

者，當做導引。經絡不通，病生於不仁者，（不知通痒為不仁）須覓醪醴。血

氣凝滯。病生於筋脉者。可行熨藥。病慓悍者。按而收之也（按摩）。乾霍亂者。刮而行之也（刮痧）。醫業十三科。宜精一派。病情千萬變。仔細推詳。姑碎撮言。以陳管見。後之學者。庶達迷津。

發熱外感內傷辨

凡病鮮有不發熱者，而內傷外感其大關鍵正人迎脈大於氣口為外感，氣口脈大於人迎為內傷，外感則寒熱齊作而無間，內傷則寒熱間作而不齊。外感惡寒乃不禁一切風寒，內傷惡風惟惡夫些少賊風。外感症顯在鼻，故鼻氣不利而壅盛有力，內傷症顯在口，故口不知味，而腹中不和。外感則邪氣有餘，故發言壯厲，先輕而後重；內傷則元氣不足，故發言柰怯，先重而後輕。外感頭痛常常而痛，內傷頭痛時作時止。外感手背熱而手心不熱，內傷手心熱。而手背不熱。東垣辨大要如此。有内傷而無外感。有外感而無内傷。以此辨之判然矣。若夫内傷外感為病而相合者。此則脉症並見。而難辨。尤宜細察。若顯内症多者。必是内傷重而外感輕。宜以補養為先。若顯外症多者。必是外感重而内傷輕。宜以發散和解為急。此又東垣未言之意也。

傷風

脉陽浮而陰弱。謂之傷風外感。鼻塞声重。左脉浮緩者是也。仲景謂有汗恶風。又脉浮数為熱傷風。

九味羌活湯惡心減黄芩

和解散如風邪重加防風

參蘓飲

熱傷風咳嗽喉痛面熱此素有痰火鬱熱在内或為風寒所束不得發越此熱為本寒為標治宜清熱散寒經曰火鬱則發之

二陳湯加桔梗花粉元參薄荷前胡黄芩口嗽不轉加瓜蔞仁夜嗽多加知母喉痛去半夏　痰盛加貝母枳殼　肺熱氣壅輕則加桑皮地骨皮重則加石膏肺氣虚發熱

咳嗽服前發散藥其嗽愈甚或被發散太過當以收歛之劑補之日間咳多吐白沫或悪心為氣虛六君子湯加五味欵冬花苡仁夜嗽多口乾痰不易出發熱為血虛四物湯加知母五味麦冬瓜蔞仁

傷食

氣口脉緊盛為傷食。脉浮滑而疾。其症胸膈脹滿。喉噫氣如敗卵臭。亦有頭疼發熱。但身不疼。傷食必悪食。心口按之必刺痛。飲食內傷。亦頭疼身熱。胸滿嘔吐。名為夾食傷寒。兩寸脉弦緊。

右關脉洪大或沉濡盖飲者水也傷無形之氣食者物也傷有形之血

枳壳青皮湯治食熱物過傷太陰厥陰嘔吐膨脹下利

白术　青皮　陳皮　黄連　麦芽　枳殻　山查　神麯

甘草

内消散治過食寒硬之物有傷太陰或嘔吐痞滿脹痛

神麯　香附　半夏　陳皮　莪术　白茯　砂仁　山查

枳寔　三稜　乾姜　加白术麦芽名半夏神湯

香砂養胃湯治脾胃不和○不思飲食○口不知味○氣悶不舒○

平胃散加香附　白朮　白茯　砂仁　白蔻仁　木香

葛花解酲湯治酒傷○上下分消其濕○

葛花　乾姜　澤瀉　青皮　猪苓　人參　白蔻　砂仁

神麹　白朮　白茯　陳皮　木香　為末白湯下令微汗

生姜五苓湯治太飲冷水傷脾○過飲酒傷風○

生姜　猪苓　澤瀉　白朮　白茯　枳寔　甘草

吐血三要法

宜行血不宜止血。

血不行經絡者。氣逆上壅也。行血則血循經絡。不止自止。〻之則血凝。血凝則發熱惡食。病日痼矣。

宜補肝不宜伐肝。

經曰五臟者。藏精氣而不瀉者也。肝為將軍之官。主藏血。吐血者。肝失其職也。養肝則肝氣平。而血有所歸。伐之則肝虛不能藏血。〻愈不止矣。

宜降氣不宜降火。

氣有餘即是火。氣降則火降。火降則氣不上升。血隨氣行。無溢出上竅之患矣。降火必用寒凉之劑。反傷胃氣。胃氣傷則脾不能統血。血愈不能歸經。

今之療吐血大患有二。一則專用寒凉之味。如芩連山梔。四物湯黄柏知母之類。往往傷脾作瀉。以致不救。一則專用人參。肺熱還傷肺。咳嗽愈甚。然有用參而愈者。此是氣虚喘嗽。氣屬陽。不由陰虚火熾所致而然也。仲醇立論。以白芍炙草制肝。枇杷葉麦冬薄荷橘紅貝母清肺。苡仁山藥養脾。韭菜番降香真蘇子下氣。青蒿鱉甲銀柴胡牡丹皮地骨皮補陰清熱。棗仁茯神養心。山茱萸枸杞子兔糸子補腎。鬱金為治吐血聖藥。予于前藥。屢試輒驗。然陰無驟補之法。非服藥不效。病家欲速其功。醫人張皇無主。百藥雜試。以致殞身覆轍。相尋不悟。悲夫。

二陳湯　一切病症或咳嗽喘急及胸膈病皆治

二陳橘半茯苓草。清氣化痰爲至寶。膈上不寬加殼桔。火旺生痰芩連好。參术加名六君子。健胃和脾無如此。中脘寒痰去部參。香砂配用兼能止。飲食過滄不克消。麯麥山查厚朴調。再加枳實芩連炒。何愁體弱脾胃嬌。咳嗽生痰分冷熱。々則黃連芩殼桔。寒痰殼縮配原方。化氣胸中痰自泄。風寒外感嗽何辜。二陳殼桔用前胡。葛根桑杏能清肺。先哲因此號參蘇。二陳半夏性本燥。血虛煩渴皆不要。四物湯中不必加。貝母代之專取效。

又有風痰奇痰生，天麻白附皂南星。濕痰在胃身多軟，二仍朮
須配二陳。火鬱胸中老痰結，滯住喉間咯不絕，夏姜香附桔連
翹，少佐玄明痰可減。痰在經絡及四肢，姜汁還將竹瀝施。腸胃
有痰須枳寔，脇間白芥痛全除。溫胆湯加竹茹寔，寧神豁痰為
第一。若然敵朴共南星，湯號導痰能利膈。去草陳皮四七湯，加
添蘇朴與生姜，散鬱消痰兼理氣，孕生惡阻用之良。法半夏嘔加砂仁
吐皆因胃火痰，脉來洪數嘔連綿，急用本方加枳寔，竹茹姜汁
炒芩連。若還藥也難吞下，檳榔些少木香煎。五六七日嘔不休，

心胸脹滿于難捸多加殻朴連芩葛便閉硝黄一服瘳嘈雜噯氣一般看胸中積火去停痰石膏香附并南夏二陳加上减何難同療吞酸去吐酸本方加入炒茱連水停心下名為飲枳茯猪苓利小便此是二陳加減法休將浪向別人傳

四物湯　一切表症或血虛氣虛及女科用此

四物芎歸芍地黄女科諸症是良方調經養血療虛損胎產無如用此湯參苓术草名八物氣虛血弱功效捷十全加入桂黄

芪大補精血與真元（大補真元与精血一句音此）若對參蓣號補心心虚血弱夢中驚産後感寒宜服此不須加減妙通神下午發熱本陰虚方加知柏可全除骨中勞熱柴芪鱉知母仍兼地骨皮婦人經水適然來似瘧湯中對小柴妊娠月事時時下膠艾加之止漏胎經水過期因血少本方倍地去芪參經因積氣先為痛香附莪稜服自行月經紫黑及先期方入芩連及丹皮小腹瘀經兜澁痛桃仁烏附莫教遲瘦婦血結經水眀本方增入桃紅治肥人色淡屬于痰配合二陳成二劑月信行來去太多柴芩連柏可同科更加

荆芥并羌活升提。其氣便安和方知。苓术善安胎〻痛。砂蘇便鬱開。腹大異常名水病。心胸氣逆如鼓硬。鯉魚湯煎术茯苓。減卻地芎姜橘應。胎氣不安胸腹脹。枳桔砂蘋郎宣暢。胎婦心中懷子煩。知麦茯苓為倚傍。芎歸二味佛手名。坐草臨盆可保生。若是產難生不下。草霜白芷一同行。焦姜能治產後熱。甘辛大能補陰血。汗多方内減川芎。服過參芪防氣脫。產後血迷成血暈。去多惡露精神困。澤蘭荆歸芎草參。散號清竟能定暈。黑神減芎入桂姜。炙草黑豆炒蒲黃。淨露下胎除腹痛。酒便煎服效非常產後如何惡露少若無別症精神好。驚然寒熱腹中疼。還用黑神真箇妙。產後須當四物湯。大凡初產配焦姜。產後初用芎傷生氣。泥膈尤嫌熟地黃。腸滑地歸皆可忌。汗多要把川芎去。血虛腹痛芎歸良。增減四物心藏秘。

小柴胡湯　一切表症。或半表半裡。及風寒暑濕皆用此。

小柴半夏參芩草。少陽經病稱為寶。往来寒熱日晡時。嘔而脇痛因之好。本經之證合陽明。口渴而乾煩嘔頻。目痛鼻乾眠不得葛根知母炒黄芩。胸中痞痛熱尤甚。殼桔加之有神應。若還痞結不寬小陷胸湯堪可並。汗少唇焦口乾渴。飲水不休倍連葛。若還不解却如何。竹葉石膏相配合。汗多渾身壯熱增。妄言譫語更呻吟。黄連解毒同煎飲。管取須臾便得寧。大便泄利熱尤蒸。却用原方配四苓。若還發黄并便赤。茵陳知母柏加增。大便不通口乾渴。姜寔黄連并枳朴。若還閉結不通時。大柴胡湯用無錯。身熱惡風口不乾。本方須合桂枝湯。若是唇焦煩渴甚。可將白虎酌原方。胸煩不嘔減夏參。本方倍入瓜蔞仁。渴去半

能

夏加花粉。腹痛加芍去黄芩。脇下鞕痞加牡蠣。茯主弱澁心下悸。痞而胸脇脹滿時。牡蠣乾姜出家秘。潮熱不渴欲近衣。減去人參用桂枝。溫病發渴熱而嗽。加添五味莫令遲。婦人邪熱入血室。晝靜夜劇無人識。似瘧經水適然來。四物小柴湯可覓。過經胸脇滿嘔潮。小柴胡內入芒硝。溫瘧渴煩身但熱。白虎柴胡二藥調。傷寒日久號過經。汗下無如用此平。若是邪多元氣弱。重加生脉倍人參。瘧後因勞復壯熱。心驚痰氣頻頻促。還須溫胆配原方。急服令人應愈速。仲景設立小柴胡。特為邪傳在半途和寬解散因此設用時斟酌莫糊塗立方何故柴苓別味苦以發傳經熱止嘔除煩半夏宜性能立氣味辛烈表若不足丼以緩人參甘草緩此殃調和溫胃須姜棗和解無如用此方

五苓散

内傷外感溫熱暑濕表裡未解頭疼發熱口燥咽乾煩渴不止飲水小便赤澁霍亂吐瀉自利煩渴心氣不寧腹中氣塊小腸氣痛濕熱不散黃疸發渴一切療之

五苓术茯澤猪苓。官桂調和五味平。利水全憑淡以滲。無辛為
引孰健行。夏月湿热若侵脾。受之則作瀉利累。入肝寒热似瘧
来。入肺則為痰嗽害。腹内大痛重乾姜。服之可當理中湯。若是
腹中痛不甚。重用五苓少加姜。瘧疾則加柴黄芩。頭疼則加芎
蔓荊。狂煩辰砂連梔和。陽毒去桂加芍升。痰嗽宜加半五味。肺
清可當温肺湯。痰多半夏陳皮和。急、喘、急桑皮蘇子加。气閉大便
多不通。酒軍朴硝宜相從。倘生氣塊難消化。附、香、三稜自有功。
腹中宿食欲消之。半夏乾姜用是宜。開鬱醒脾半夏力。温和化

食乾姜奇若過身汗多不止五苓可合小建中若還出汗太多
也黄芪建中合之通身熱宜加柴胡葛熱甚可與石膏合五心
煩熱地骨柴心熱黄連蓮肉並霍亂轉筋病相侵木瓜藿香可
加增若逢眼黄五疸疾滑石木通並茵陳内熱口渴要水飲五
苓增加葛花粉風寒拘急并身痛羌活柴胡加多許表之裏藥
是五苓此散乃為陽中陰上焦若是有湿熱大渴飲水滲泄因
肺形虚飄主多氣猪苓入肺得其利茯苓滲水利中焦澤泄走腎
下焦治白术補脾以燥湿甘温走表用桂得交通内外接陰陽

下逐三焦之熱濕發表熱飲則走表桂枝得令人不曉欲通小
便則冷嘗連下澤瀉得令也欲吐之時則温服復飲熱水探之
當醫工未知是妙劑無窮神用此中藏

補腎補脾辨

水為萬物之元。土為萬物之母。啟玄子云，壯水之主以制陽光。益火之原以消陰翳。士材三書論，水盛而火息。毋汲汲于清涼。土旺而金生。毋拘拘于保肺。先哲詳言之矣。凡遇虛症。腎虛補腎。脾虛扶脾。固已。然知宜補而施。頗多疑難。何則，甘寒治腎。恐不利于脾。辛溫快脾。又恐愈傷其水。兩者並衡。重在脾土。以土能生金。金為水母故也。時尚溫補。所由來矣。今於是不可以無辨。火炎則土燥。水泛則木浮。二症炳如日星。若遇炎燥之候。補腎中不脱扶脾。（壯脾）中不忘養腎。此論確合。若遇水泛木浮。則僅主燥溼扶土可耳。故越人難云、血主濡之。氣主呴之。氣有生血之功。血無益氣之理也。今之所称名醫者則不然。火既炎矣。而第偏於扶土。用甘溫如參朮。是以火濟火也。用辛熱如姜桂。是厝火積薪之下也。即間用滋陰。不過以一杯水救一車薪之火已耳。獨不思東垣論崇溫補。曰、脾為倉廩。五味出焉。陰之所生。本在五味。以孤臟而灌溉四旁。凡臟有痛恙。屬脾胃。故著脾胃一論。後世立齋慎齋。咸宗其派。一用參芪。必察脉辨色。猶恐以肺熱傷肺之是慮。初何嘗肆行而莫顧乎。水既泛矣。而第偏於益水。用甘寒如二冬二母。是以寒濟寒也。用苦寒如二地連栢。是䟽決巨浸之流也。郎偶加燥濕。不過以一撮土投江河之水已耳。獨不思丹溪議尚滋陰。曰、陽常有餘。陰常不足。壯火散氣。少火生氣。雷從地起。龍潛水底。皆陽生乎陰之氣。故立二火論。謂君火者。人火也。相火者。天火也。然用甘寒。猶兼以扶脾之是務。又何嘗憒憒以欺世乎。且也陰陽莫辨。補瀉罔知。妄施溫補者。愛參芪桂附如至寶。以致發熱口渴。吐血衄孰。飲食不思。陰精損削直至爍盡猶不悔悟妄施苦寒者畏參芪如砒鴆以致發寒厥冷上嘔下瀉粒食不進陽氣耗竭真至虛腫猶不悔悟且曰技至此蔑以加矣命寔不猶為之奈何予也抱性愚拙學業空疎寓心于醫術而復茫茫未有所得間嘗讀內經無盛盛無虛而遺人夭殃無致邪無失正而絶人長命有者求之無者求之虛者責之寔者責之必先五勝疎其血氣令其條達而致和平病去七八穀肉菜菓食養盡之無使過之傷其正也因深思三因之必晰五鬱之宜求凡內治外治從治逆治吐之下之之固

因其重而減之。邪氣、因其衰而彰之。正氣、形不足者溫之以氣。精不足者補之以味。察色按脉。別陰陽。審清濁。按尺寸。知病所主以治無過。皆有權衡規矩。俾後學之可知可行。奚至有損不足益有餘之患哉。試即水火而論。如邪火熾盛。脉必洪數。按之而實。素體雖羸。即三黃湯。白虎湯。坦然用之。如果真陰不足。龍火亢上。脉雖雖羸即洪數。按之必軟。以益腎為君。而脾肺為佐。未嘗泥于服參必死之說也。如客水泛溢。脉必沉弦而或牢或伏。即牽牛滑石。導水濬川之方。亦所不忌。如果真陽不足。濕侵脾土。脈自虗弱沉遲。重按無力。先用補中益氣。或大健脾丸。若濕已去。則以八味為主。兼以故紙茯苓巴戟為佐。郎玉壺集慶。用之何傷。予慨宿習沿流。極重难返。故設此辨以救之云。

二十四劑歌括

十劑宣通補瀉輕。與重滑澁燥湿明。調和解利寒温暑。伏平奪安緩淡清。

宣劑　宣。吐也。升散也。宣可以去壅。壅鬱不散。用宣劑以散之。

參蘇飲内二陳湯。桔梗前胡枳殼香。葛根姜棗煎熱服。春宣之劑此為良。　六鬱香砂赤二陳。撫芎蒼朮及梔仁。　越鬱丸子為宣劑。蒼朮梔子芎附神。　五積散中枳梗朴。麻黄蒼芎二陳和。川芎當歸與白芷。乾姜官桂亦須多。

通劑　通。通行也。利也。通可以去滯。由滯不化。通劑以行之。

疏鑿飲子利水功。秦艽羌活豆商同。檳榔大腹川椒目。防已苓皮與木通。

補劑　補。補虛也。補可以去虛。虛弱不足。宜補劑以寔之。

四君子湯保元功。人參白术二味同。茯苓炙草為佐助。補天贊化妙無窮。

瀉劑　瀉。瀉寔也。下也。瀉可以去閉。閉結內寔。宜瀉劑以下之。

大承氣湯裡實昇。硝黄朴實四般真。狂言潮熱兼微喘。減卻芒硝用小承。調胃硝黄甘草盡。桃仁承氣桂相因。四方瀉閉分輕重。斟酌前人妙入神。

輕劑　輕。揚也。輕可以去實。

升麻葛根湯芍藥。再加甘草解表强。面赤口乾並作渴。陽明鬱實正相當。

重劑　重。鎮墜也。重可以去怯。怯怯則氣浮。宜重劑以鎮之。

黑錫丹為鎮重方內用磁石木回香巴戟附桂沉川楝肉蔻還
同故紙行

滑劑　滑利也滑可以去着澁則氣着宜滑劑以利之
導滯通幽滑澁腸當帰炙艸二地黄升麻葵子榆皮白紅花桃
仁活血强

澁劑　澁收也澁可以去脫滑則氣脫宜澁劑以收之
金鎖匙丹牡蠣龍茯神遠志茯苓同瓊玉ニ珠皆其類同澁收藏
大有功。　瓊

燥劑　燥除溼也溼則為腫宜燥劑以除之

除溼湯中二朮苓藿香甘朴橘紅苓調脾利水除寒濕身重肢
疼用此處

溼劑　溼潤燥也溼可以去枯枯則氣燥宜溼劑以潤之

生血潤燥英二門二地并歸並二仁更有紅花能活血阿膠濡
潤用須真

調劑　調令其調達和平也病不甚有邪氣在外感輕微
而內傷頗甚宜中劑以調之

不換金之正氣散。藿香半夏平胃為同。頭疼吐瀉兼傷感。此劑調和即有功。

和劑

和。平和也。微解其外。清調其中。如病半表半裡。以和平之劑治之。

小柴胡湯只五般。半夏人參一處攢。更有黃芩與甘草。少陽和解病須安。

解劑

解。解發散也。表症感寒。非若傷寒之症者。用散解劑以散之。

十神湯内紫蘇陳甘草川芎白芷勻。升葛麻黄香芍附。風寒解散效如神。

利劑

利。分利也。通之微也。如熱在下焦。壅塞膀胱。小水不利。清劑以分利之。

天水散名即益元。炙草滑石各分研。夏時傷暑真神劑。六一君臣今古傳。

寒劑

寒。退熱也。經云熱者寒之。寒因熱用。清上降火。

涼膈散中梔簿芩。連硝甘草大黄尋。三焦火盛須寒劑。瀉熱之。

功自不羣。

温劑　温以散寒。助陽氣不足也。中虛寒厥冷。腹痛惡寒。

飲水不化。宜以温劑散之。

理中湯用炮乾姜。人參白术炙草詳。若是內中加附子。更名附

子理中湯。

暑劑　清解利也。熱伏在中。長夏形寒飲冷。遏鬱暑氣在

內。而反出汗身熱。清以白虎湯之類。

白虎湯名義最長。清金解暑此為良。石膏知母同甘艸。粳米須

加益胃湯。

火劑　寒因熱用也。積熱太深。汗瀉不止。内熱不除。納凉解之劑。

黄連解毒用三黄。梔子加之身自凉。退熱以寒為逆治。曾經汗下此方當。

平劑　平以調之也。非表非裡。非熱非寒。鬱鬱悶悶。不見爽快。

平胃散中蒼术陳。炙艸厚朴合君臣。保和平劑真奇品。多味何如簡味神。

奪劑　表裡兼攻，謂之奪也。內外客邪風火交結，表熱裡實。

防風通神芎歸芍，荊結麻黃朮大黃，芩薄膏硝梔滑石，連翹甘草奪名揚。

安劑　安靜以寧神也。勞神太過，傷心傷脾，神不舍宅，生臥不寧。脾氣不歸，飲食無味。

歸脾酸棗龍眼肉，朮茯參芪艸木香。溫膽竹茹枳實炒，二陳加味有生姜。

緩劑　甘以緩之也。太急太甚。煩悶不禁。汗之下之皆不
可。

芍藥甘草湯茯苓。三味合來緩劑名。屢因攻補皆無效。須此甘
温味淡平。

淡劑　淡以滲泄也。非表非裏。不可汗下。淡以滲利膀胱。
以分陰陽。

五苓澤茯朮猪苓。官桂調和五味平。利水全憑淡以滲。無辛

爲引孰健行。

清劑　清以寧燥也。煩躁不寧。乃金氣不清。金主燥凉苦

熱瀉。

竹葉麦冬湯之方。知母甘艸梔仁彊。粳米一合煎七分。清以寧

躁急深長。

丸散歌訣

大健脾丸

大健胃丸朮苓參。香連橘麯穀蔻仁。青皮枳實歸吳萸。糯米為丸可回春。

保和丸

保和丸藥味。內中用平胃。山查萊菔子。白朮穀芽配。

香砂穀朮丸

香砂穀朮丸。枳實白朮原。橘半山查肉麯。木香砂仁檳。

四神消積丸

四神消積麦芽麯○芥子香砂半吴萸○山查青皮檳木香○厚朴枳寔莪稜需○

秘驗消積丸

秘驗消積丸巴霜○丁香沉香及射香○三稜莪朮並遠○志○珍珠黄連搗生姜○

奇効肥兒丸

奇効肥兒丸○青陳皮黄連○麯芽檳朮香○史君肉共研○

上清丸

上清丸中甘桔殼。玄參荊穗及薄荷。歸尾大黃陳皮共。片芩川芎一處搓。

清氣化痰丸

清氣化痰丸橘紅。半甘赤白苓殼。同滑麹花粉梔桔梗。荊穗薄荷歸尾從。

竹瀝導痰丸

竹瀝導痰丸橘紅。芩殼半甘苓麹從。芥子桔貝歸花粉。共為細末竹瀝功。

寧嗽瓊玉散

寧嗽瓊玉散烏梅，訶肉桔梗炒五倍。粟殼甘草百藥煎，蜜湯調服效奪魁。

滾痰丸

滾痰丸用蒸大黃，更有黃芩八兩商。礞石兩半沉香半，水合為丸治痰證。若加辰砂為衣者，辰砂滾痰丸名彰。

十全抱龍丸

十全天竺共雄黄。辰砂琥壳胆星殭。茯神甘藥乾山藥。硼砂沉麝要精良。

天王補心丹

天王補心丹三參。二冬生地遠志神。葛桔杜味歸百部。酸棗柏子用二仁。

班龍百補丸

班龍百補苓牛膝。鹿霜鹿角人參炙。山杜杞芪五味子。歸地知柏並苁寔。

產是神方

帶下丸

帶下丸子須茯苓。芡寔牡蠣禹餘存。石脂煅過石灰化。醋拌晒乾再搗成。

血崩丸

血崩丸用慎火草。牡蠣龍骨並椶毛。或煅或燒皆製過。蒲黃烏梅又阿膠。

駐車丸

駐車丸用炮姜連。阿末當歸一兩全。烏梅炕乾如姜用。久痢赤
白功倍然。

應效酒

應效酒用延胡索。紫金丹皮五加梧。欝金烏藥桂乳芎。木香躑
躅川羌活。

明目紫金丹

明目紫金芩連栢。梔防玄翹蔓荊貞。菊黄薄荷甘月雪。决明歸
尾九里精。谷草精生地天冬芒硝枝。扁枝栢羊熊青魚胆硼氷。

參术白苓散

參术白苓散苡仁蓮甘班苓參术桔梗砂仁扁豆山

香連丸

香連丸原方木香黄連當今加平胃散白芍醋炒香

加味左金丸

加味左金方黄連當吴茰當木香與青皮川芎及梹郎

四神丸

四神治痢方吴茰製連強木香大黄梹服丸用米湯

木香檳榔丸

木香檳榔丸朴峭黑丑大黄香附推青皮陳皮並姜壳黄芩連栢莪朮隨

止久瀉痢丸

止久瀉痢丸白礬與黄丹先將蠟熔化二末投其間

脾瀉丸

脾泄丸用肉豆蔻白朮白茯小茴湊破故紙同廣木香爲丸姜棗紅棗透

内消瘰癧丸

内消瘰癧夏枯草。玄參青塩貝海藻。海粉天歛翹桔歸。生地売

黄薄硝好。

六陳

枳壳陳皮并半夏茱萸狼毒及麻黄六般藥味宜陳久入用方知功效良醫家莫使新荊芥木賊從来不用鮮茱萸本是仙家藥不怕其陳色似烟大黄必用錦紋者不過三年力不全

十八反

人参芍藥與沙参元参紫参及細辛苦参丹参并前藥一見藜蘆便殺人白芨白蘞共半夏瓜蔞貝母反烏真荊防菊花煠甘桔烏頭附子反河豚大戟芫花并海藻甘遂以上反甘草蜜蠟

莫與葱相覩紅柿紫蟹两不好

十九畏

硫黄原是火之精朴硝一見便相争水銀莫與砒相見狼毒最怕密陀僧巴豆性急最為上偏與牽牛不順情丁香莫與鬱金見牙硝难合京三稜川烏草烏不順犀人参大補忌五靈官桂善能調冷氣石脂相同便不行大凡修合有順逆炮爓炙煿須要精

十忌

甘草忌黑心蟾酥怕赤睛鹿茸畏銅鉄鱉甲去邊裙青枳除穰
膈桃杏禁双仁蛇不連頭用乾蝎白似銀
妊娠忌
蚖斑水蛭及䖟虫烏頭附子側天雄野葛水銀幷巴豆牛膝苡
仁與蜈蚣三稜大戟芫花麝代赭蟬蜕黃雌雄牙硝芒硝牡丹
桂槐花紅花桃仁全甯牛皂角狼星半瞿麦乾姜乾漆通硼砂
蟹甲螻蛄蝎蛇胆茅根蛴螬蜂螂蠲芫青亭長喙藜蘆虎掌蛍
生虫